PSICOPATOLOGIA E PSICODINÂMICA
NA ANÁLISE PSICODRAMÁTICA

VOLUME V

CIP-BRASIL. CATALOGAÇÃO-NA-FONTE
SINDICATO NACIONAL DOS EDITORES DE LIVROS, RJ

D531p
v. 5

Dias, Victor R. C. S.
Psicopatologia e psicodinâmica na análise psicodramática / Victor R. C. S. Dias, Virgínia de Araújo Silva. – São Paulo : Ágora, 2016.
160 p. : il.

Inclui bibliografia
ISBN 978-85-7183-186-5

1. Psicologia social. 2. Psicodrama. I. Silva, Virgínia de Araújo. II. Título.

15-28007   CDD: 302
                                                             CDU: 316.6

www.editoraagora.com.br

EDITORA AFILIADA

Compre em lugar de fotocopiar.
Cada real que você dá por um livro recompensa seus autores
e os convida a produzir mais sobre o tema;
incentiva seus editores a encomendar, traduzir e publicar
outras obras sobre o assunto;
e paga aos livreiros por estocar e levar até você livros
para a sua informação e o seu entretenimento.
Cada real que você dá pela fotocópia não autorizada de um livro
financia o crime e
ajuda a matar a produção intelectual de seu país.

VICTOR ROBERTO CIACCO DA SILVA DIAS
VIRGÍNIA DE ARAÚJO SILVA

PSICOPATOLOGIA E PSICODINÂMICA
NA ANÁLISE PSICODRAMÁTICA

VOLUME V

PSICOPATOLOGIA E PSICODINÂMICA
NA ANÁLISE PSICODRAMÁTICA
Volume V
Copyright © 2016 by Victor R. C. S. Dias e Virgínia de Araújo Silva
Direitos desta edição reservados por Summus Editorial

Editora executiva: **Soraia Bini Cury**
Assistente editorial: **Michelle Neris**
Capa: **Daniel Rampazzo/Casa de Ideias**
Projeto gráfico: **Daniel Rampazzo/Casa de Ideias**
Diagramação: **Crayon Editorial**
Impressão: **Geográfica Editora**

Editora Ágora
Departamento editorial
Rua Itapicuru, 613 — 7º andar
05006-000 — São Paulo — SP
Fone: (11) 3872-3322
Fax: (11) 3872-7476
http://www.editoraagora.com.br
e-mail: agora@editoraagora.com.br

Atendimento ao consumidor
Summus Editorial
Fone: (11) 3865-9890

Vendas por atacado
Fone: (11) 3873-8638
Fax: (11) 3872-7476
e-mail: vendas@summus.com.br

Impresso no Brasil

Sumário

APRESENTAÇÃO, 7

1. ABRANGÊNCIA DA PSICOTERAPIA E AMADURECIMENTO PSICOLÓGICO, 11

2. O PERFIL DO CLIENTE ATUAL E A PSICOTERAPIA DO FUTURO, 39

3. A UTOPIA DO MUNDO CONSENSUAL, 49

4. MANEJOS, CONDUTAS E PROCEDIMENTOS NA ANÁLISE PSICODRAMÁTICA (PARTE 2), 57

5. A EVOLUÇÃO DO CÉREBRO HUMANO, 99

6. A FASE DA PROGRAMAÇÃO CENESTÉSICA, 107

7. A FASE PSICOLÓGICA E O CONCEITO DE IDENTIDADE, 129

8. A FIGURA INTERNALIZADA EM BLOCO (FIB), 137
   Virgínia de Araújo Silva

REFERÊNCIAS BIBLIOGRÁFICAS, 157

Apresentação

Caro leitor,
Este quinto volume da coleção *Psicopatologia e psicodinâmica na análise psicodramática* foi escrito por mim e pela Virgínia. No Capítulo 1, abordo o tema "Abrangência da psicoterapia e amadurecimento psicológico". Trato do universo relacional, do universo relacional internalizado e do universo internalizado projetado dentro da análise psicodramática. O capítulo serve, também, como uma referência mais abrangente no que diz respeito às condutas relacionadas a conteúdos que envolvem tanto a angústia circunstancial como a angústia existencial.

No Capítulo 2, continuo a abordagem do tema "perfil do cliente atual", iniciado no meu livro *Vínculo conjugal na análise psicodramática* (2000), atualizando esse conceito e lançando as bases de novas posturas psicoterápicas sob a denominação de "psicoterapia do futuro".

No Capítulo 3, abordo a temática da difusão dos valores morais e éticos que regem o comportamento social e a educação das crianças numa sociedade. O título "A utopia do mundo consensual" diz respeito ao fato de que se trata de uma ocorrência ímpar em toda a história conhecida da humanidade.

No Capítulo 4, acrescento alguns "Manejos, condutas e procedimentos na análise psicodramática", entre eles: a subvenção das psicoterapias, o uso das redes sociais e das mensagens na psicoterapia, o perfil dos funcionários nas empresas corporativas, relações compartilhadas, a psicodinâmica das drogas psicoativas, a psicodinâmica dos vícios, indicações a avaliações sobre outros profissionais, o *setting* autoaquecido e o funcionamento do enquadre na análise psicodramática.

Virgínia contribui, nesse capítulo, com uma "Comparação entre defesa de ideia depressiva, defesa hipomaníaca e defesa paranoide".

No Capítulo 5, atualizo a teoria da programação cenestésica, com uma série de conceitos da neurociência no tocante à evolução do cérebro humano e ao desenvolvimento tecnológico da inteligência artificial.

Atualizo, no Capítulo 6, o tema da fase cenestésica do desenvolvimento psicológico, com a correlação entre a função neurológica envolvida e a interação entre as redes neurais somática, psicossomática e psicológica.

No Capítulo 7, abordo e amplio a formação do conceito de identidade e sua correlação com a rede neural psicológica.

Virgínia faz, no último capítulo, um resumo do conceito de divisão interna na análise psicodramática e aborda detalhadamente o de figura internalizada em bloco (FIB). Explica a etiologia, a psicopatologia, a psicodinâmica, a estratégia psicoterápica e a medicação relacionadas à FIB.

Aproveito a oportunidade para novamente agradecer à minha secretária, Karla Regina Chiaradia, pela paciência infinita com que me ajuda na digitação e configuração destes textos.

Um cordial abraço e votos de boa leitura.

Victor

1. Abrangência da psicoterapia e amadurecimento psicológico

É muito difícil encontrar parâmetros para definir o *amadurecimento psicológico* de um indivíduo. Entendemos que um indivíduo está psicologicamente amadurecido quando consegue avaliar de forma correta as relações humanas que o cercam, o funcionamento do mundo que ele habita e seu próprio papel nesse contexto.

Postulamos, na análise psicodramática, alguns parâmetros que devem ser atingidos para que possamos considerar que um indivíduo alcançou um estágio de amadurecimento psicológico:

1. Alcançar determinado estágio de seu desenvolvimento psicológico na esfera intrapsíquica. Em outras palavras: diminuir drasticamente seu nível de neurose.
2. Fazer uma avaliação correta dos critérios motivacionais da vida.
3. Deixar de vincular os sentimentos espontâneos aos sentimentos adquiridos.

4. Superar a postura narcísica diante da vida.
5. Conseguir diferenciar os conteúdos localizados na brecha entre a fantasia e a realidade.
6. Passar a utilizar os mecanismos de contenção egoicos em vez dos mecanismos de contenção superegoicos.

O grande objetivo de um indivíduo na vida é a já famosa *procura da felicidade*, que é também de difícil conceituação. Podemos dizer, contudo, sem medo de errar, que o encontro da felicidade está diretamente ligado à diminuição do nível de angústia que o indivíduo sente.

Um indivíduo que consiga atingir esses seis parâmetros psicológicos vai conviver com um mínimo de angústia patológica, circunstancial e existencial.

Passarei, agora, a descrever o caminho para atingir esses parâmetros dentro do contexto da psicoterapia que é, ainda, o processo mais rápido e eficiente para conseguir tais objetivos.

Como já referido em outros livros, a psicoterapia é um processo abrangente que envolve o universo relacional, o universo intrapsíquico e o universo intrapsíquico projetado, mobilizando os três tipos de angústia existentes: a angústia circunstancial, a angústia patológica e a angústia existencial.

Angústia patológica – Oriunda de conflitos situados no mundo interno do cliente. É uma angústia desproporcional à situação externa. Para ser tratada, necessita da abordagem intrapsíquica do mundo interno. Ela desaparece quando se consegue uma catarse de integração no modelo psicológico em que se está trabalhando. É uma angústia de mundo interno.

Angústia circunstancial – Resultante dos conflitos ligados à interação do indivíduo com seu mundo externo. É caracterizada por ser proporcional à ameaça ou agressão do mundo externo. Para ser tratada, necessita da mobilização dos recursos disponíveis da parte sadia da personalidade do cliente. É uma angústia de mundo externo.

Angústia existencial – Resultante de uma má organização ou de uma mudança brusca do projeto de vida do cliente. É uma angústia ligada ao mundo externo. Para ser tratada, necessita de mobilização e reavaliação dos valores, objetivos, necessidades e vontades do cliente em relação a suas metas de vida.

Lembremos que a postura do terapeuta no *setting* terapêutico está diretamente relacionada com o tipo de angústia que está sendo mobilizada pelos conteúdos trazidos pelo cliente.

Num processo de psicoterapia, o cliente vai abordar uma série de temas ligados aos três tipos de angústia, às vezes de modo concomitante, outras vezes de maneira alternada ou, ainda, produzidos pela interação durante o próprio processo. Não cabe ao cliente saber de antemão que temas são ligados a quais angústias. Essa tarefa cabe ao terapeuta, e a postura terapêutica será diferente de acordo com o tipo de angústia ao qual o tema estiver ligado.

Nos temas ligados à angústia patológica, a conduta do terapeuta é abordar e tratar o conflito intrapsíquico gerador dessa angústia. Essa abordagem vai utilizar toda a metodologia da pesquisa intrapsíquica, já descrita nas outras obras do autor.

Tratando-se dos temas ligados à angústia circunstancial e à angústia existencial, a postura do terapeuta é mobilizar todos os recursos da parte sadia do cliente para fazer frente à situação conflitante.

ABRANGÊNCIA DA PSICOTERAPIA

No esquema a seguir, podemos identificar todos os componentes que fazem parte do processo psicoterápico e as respectivas angústias a eles relacionadas.

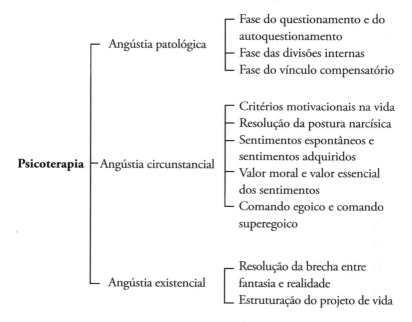

ANGÚSTIA PATOLÓGICA E ANGÚSTIA CIRCUNSTANCIAL

Rememorando:

Angústia patológica – Própria do mundo interno, está diretamente relacionada com conflitos internalizados ou conflitos internalizados que se encontram projetados no ambiente externo. São desproporcionais às ameaças externas e devem ser tratadas por uma abordagem psicoterápica dentro do mundo intrapsíquico.

Essa abordagem está extensamente descrita nos diversos livros do autor – entre eles, o livro *Análise psicodramática* (São Paulo, Ágora, 1994), no capítulo "Análise psicodramática – Fases da psicoterapia".

Angústia circunstancial – São angústias de mundo externo e estão diretamente relacionadas às situações que ameaçam o indivíduo em sua vida cotidiana. São angústias proporcionais às ameaças reais e são resolvidas com a mobilização e agilização da parte sadia do indivíduo.

1 – Critérios motivacionais na vida

Quando examinamos o tema das motivações do indivíduo na vida, temos a impressão de que o tema é muito extenso. Entretanto, podemos resumi-lo em duas únicas referências:

A motivação do indivíduo, na vida, ou está relacionada às suas VONTADES *ou às suas* NECESSIDADES.

Consideramos NECESSIDADES os motivadores ligados à própria sobrevivência, proteção e cuidados. As necessidades ligadas à sobrevivência demandam acesso a fontes de abastecimento ou acesso a fontes de renda que possibilitem a provisão de alimentação moradia e saúde.

Nas comunidades mais primitivas, esse abastecimento era proporcionado pela agricultura, caça e pesca, extração de alimentos e utilização de recursos naturais para construir abrigos. Nas comunidades atuais, isso tudo é conseguido por meio de uma fonte de renda que possibilite o dinheiro necessário para sua aquisição. Assim sendo, as estratégias de sobrevivência incluem todos os procedimentos para uma formação profissional adequada.

Portanto, podemos considerar critérios motivacionais ligados às necessidades as seguintes providências: alimentação, moradia (casas, apartamentos), locomoção para chegar ao trabalho ou a fontes de abastecimento, saúde (planos de saúde, hospitais, remédios, médicos, cuidadores etc.), educação e ensino profissionalizante, vestuário adequado para a vida em comunidade, instrumental de trabalho, objetos de uso pessoal, familiar e profissional, conforto para si mesmo e para seus dependentes etc.

Consideramos VONTADES os motivadores que não estão ligados diretamente às questões de sobrevivência e sim a questões de prazer, lazer e aos aspectos relacionais de vida comunitária, tais como: viagens, férias, entretenimento, *status* social, vaidades, solidariedade com os semelhantes, importância na comunidade, conquista de melhores parceiros ou parceiras, competição por riquezas, prestígio, importância, destaque ou reconhecimento, ostentação, honrarias, beleza etc.

Em outras palavras, podemos dizer que um indivíduo age, na vida, ou porque ele quer ou porque ele precisa. Por exemplo: eu *preciso* de uma roupa apresentável para trabalhar, eu compro uma *roupa de grife* porque eu *quero*.

Os adolescentes e adultos jovens tendem, muitas vezes, a supervalorizar as vontades e diminuir a importância das necessidades, principalmente no âmbito profissional – por exemplo: eu não gosto do que faço, eu não quero ficar fechado no escritório, eu quero um trabalho em que eu tenha liberdade de horário etc. –, esquecendo ou minimizando o fato de que trabalham porque precisam e não porque gostam.

As pessoas mais velhas tendem, muitas vezes, a supervalorizar as necessidades simplesmente porque não conseguem identificar as vontades como referências válidas. É muito comum que pessoas mais velhas, com menos encargos na vida, supervalorizem o trabalho quando não precisam mais dele, simplesmente por não conseguirem aceitar que estão trabalhando porque *querem* e não mais porque *precisam*. Embora essa diferenciação pareça óbvia, ela não é. Muitas vezes, o cliente apresenta uma série de embates com a realidade externa, gerando conflitos de angústia circunstancial, por não ter clareza da dimensão de suas necessidades nem das possibilidades reais de suas vontades.

Também é muito comum a confusão das necessidades e das vontades com as *convenções sociais* de determinado grupo ou cultura. Muitas vezes, as convenções sociais mascaram ou induzem vontades que não são verdadeiras e outras vezes criam necessidades que não são realmente importantes, mas estão a serviço apenas da vaidade, dos interesses comerciais, do *status* e da importância.

Ao conseguir discernir entre as reais e as falsas necessidades, entre as reais e as pretensas vontades, o indivíduo caminha para seu amadurecimento psicológico.

2 – Sentimentos espontâneos e sentimentos adquiridos

A vinculação de vários tipos de sentimentos pode também ser a causa de grandes conflitos relacionais que envolvem angústia circunstancial se não formos capazes de diferenciar sentimentos que são de caráter espontâneo de outros que podem ser adquiridos. Os sentimentos espontâneos são aqueles que aparecem "de graça", sem que a outra pessoa precise fazer nada, e estão relacionados à empatia ou antipatia e, num grau mais profundo, ao amor e ao ódio.

O amor e a simpatia são sentimentos que surgem de forma espontânea, sem que o outro precise fazer nada para conquistá-los. Aliás, é impossível conquistar amor ou empatia! Eles existem ou não existem. Assim como seus reversos, a antipatia e o ódio, que também existem sem que o outro precise fazer nada, principalmente no tocante à antipatia.

Já os sentimentos de admiração, respeito, confiança, temor, pena etc. podem ser e necessitam ser conquistados. Para que eu admire uma pessoa, ela tem de conquistar minha admiração. Eu posso dar a alguém um crédito de confiança, mas a verdadeira confiança tem de ser conquistada. Da mesma maneira, uma pessoa conquista o respeito alheio por meio de sua própria conduta.

É bastante comum uma vinculação automática entre os sentimentos espontâneos e os adquiridos, o que muitas vezes não é verdade! Não é porque gosto do meu colega (sentimento espontâneo) que obrigatoriamente vou admirá-lo (sentimento adquirido), ou não é porque tenho simpatia por determinada moça (sentimento espontâneo) que vou confiar nela (sentimento adquirido). Eu posso perfeitamente gostar de um colega (sentimento espontâneo) mas não admirá-lo (sentimento adquirido). Posso ter muita simpatia por uma moça (sentimento espontâneo) mas não confiar nela (sentimento adquirido).

A vinculação automática entre os sentimentos espontâneos e os adquiridos pode causar – e causa – uma série de desencontros e conflitos emocionais envolvendo angústia circunstancial e até mesmo angústia existencial, principalmente no tocante às escolhas profissionais e pessoais.

Por exemplo, o fato de gostar muito de meu amigo (sentimento espontâneo) não o qualifica, necessariamente, para ser gerente da minha firma. Ele pode ser incompetente (sentimento adquirido). O fato de gostar muito do meu namorado (sentimento espontâneo) não quer dizer que posso delegar a ele a administração da minha conta bancária. Ele pode não ser confiável no tocante a dinheiro (sentimento adquirido). O fato de ter uma forte antipatia pelo meu concorrente (sentimento espontâneo) não quer dizer que ele seja incompetente (sentimento adquirido). Posso odiar um parente, mas tenho de admitir e admirar o tino comercial dele (sentimento adquirido).

Diante do exposto, podemos verificar que a não vinculação automática entre os sentimentos espontâneos e os adquiridos facilita muito as relações profissionais e as interpessoais.

Ao conseguir a desvinculação automática entre os sentimentos espontâneos e os adquiridos, a capacidade de avaliar os outros e a si mesmo melhora muito. Podemos admitir que isso seja um parâmetro positivo do amadurecimento psicológico.

3 – O abandono da posição narcísica no mundo

A posição narcísica no mundo é o confronto sistemático da realidade de COMO O MUNDO É *com o desejo e a expectativa de* COMO O MUNDO DEVERIA SER, *assim como o confronto sistemático de* COMO O SER HUMANO É *com o desejo e a expectativa de* COMO O SER HUMANO DEVERIA SER.

O abandono da posição narcísica implica a ACEITAÇÃO dos limites impostos pela realidade, isto é, a aceitação do NÃO EXTERNO.

Essa aceitação dos limites da realidade envolve a aceitação do ser humano como ele realmente é, com suas enormes qualidades e também com seus enormes defeitos. Envolve aceitar os sentimentos de bondade, amor, dedicação e ternura assim como os de crueldade, inveja, egoísmo e ódio. Envolve aceitar a imensa capacidade construtiva do ser humano e também toda a sua enorme capacidade destrutiva. Envolve aceitar toda a racionalidade lógica humana assim como toda a bestialidade instintiva também humana. Envolve a aceitação do real em detrimento do ideal.

É um processo doloroso que envolve a RESIGNAÇÃO com a impotência do indivíduo perante o social, perante o mundo, perante o universo e, finalmente, sua impotência total diante da morte. Esse processo de resignação interfere nos mecanismos da ILUSÃO e do DESENCANTO.

Lembremos que onde existe hoje desilusão existia ilusão, e onde existe desencanto existiam antes expectativa e encanto. A ilusão e o encanto estão no terreno da fantasia e não no terreno da realidade.

A recusa, por parte do cliente, de abandonar sua postura narcísica ocasiona um confronto constante com a realidade externa, aumentando muito a angústia circunstancial. Faz dele alguém constantemente indignado e revoltado com as situações reais de vida e provoca um estado de amargura, irritação e exaustão.

Entendemos que o indivíduo que consegue aceitar a realidade tal como ela é, e aguentar a frustração e o desencanto de tal situação, atingiu um estado de amadurecimento psicológico.

4 – Valor moral e valor essencial dos sentimentos

A discriminação entre o valor moral dos sentimentos, dado pelas religiões no advento da separação entre o Bem e o Mal, e o valor essencial dos sentimentos, relacionado com o papel destes na sobrevivência da espécie humana, é fundamental para a resolução de grande parte das angústias circunstanciais.

Isso, está descrito no livro *Psicopatologia e psicodinâmica da análise psicodramática*, volume III (Ágora, 2010).

5 – Substituição da contenção superegoica pela contenção egoica

Quando Freud enunciou os princípios fundamentais da psicanálise, ele dividiu o psiquismo humano em três grandes blocos: id, ego e superego.

Essa terminologia acabou se tornando muito mais abrangente que a própria teoria psicanalítica, ganhando significados menos precisos: o id passou a significar o terreno dos impulsos e vontades; o superego, o terreno das normas e da moral; o ego, a função mediadora entre ambos.

No campo da análise psicodramática, enunciamos que *o comportamento do indivíduo, dentro de determinada sociedade, é definido pela interação entre dois grandes blocos de um binômio composto de* CERTO – ERRADO *e* QUERER – PODER.

Sabemos que o *viver em sociedade* acarreta obrigatoriamente uma *restrição, em maior ou menor grau, da liberdade individual*. Essa restrição pode ser de origem superegoica ou egoica, mas a contenção e a restrição da expansão da liberdade individual são condições indispensáveis para a vida em comunidade.

Nas remotas pequenas comunidades tribais, as regras de convivência eram ditadas pelo chefe da tribo auxiliado por um conjunto de notáveis (guerreiros, anciãos, curandeiros). Com o aumento dos conglomerados foram se formando vilas, cidades, estados, metrópoles, megalópoles, países etc. Para garantir a convivência nesses grandes conglomerados, a vontade do governante era insuficiente e foram criadas normas que acabaram por virar decretos, leis, constituições, doutrinas etc. para sistematizar a convivência, o comércio e a interação entre todas essas pessoas.

Esse conjunto normativo está inserido nos conceitos de MORAL *e de* ÉTICA.

MORAL *é o conjunto de normas e leis que rege o comportamento e a conduta dos indivíduos em determinadas sociedade, época e cultura.*

ÉTICA *é o conjunto normativo* CONSENSUAL *que rege o comportamento e a conduta dos indivíduos em determinadas sociedade, época e cultura.*

Embora a moral e a ética definam os comportamentos e condutas que os indivíduos devem ter em suas interações pessoais, profissionais e comerciais, elas não são necessariamente obedecidas.

Para entender melhor a interação dos indivíduos com o conjunto normativo moral, devemos considerar os dois grandes binômios já citados: CERTO/ERRADO e QUERER/PODER.

Esses dois binômios convivem, embora não estejam vinculados. Por exemplo, eu posso (querer/poder) fazer algo que está errado (certo/errado). É errado passar o sinal vermelho em um cruzamento, mas se eu quiser eu passo! É errado roubar dinheiro de alguém, mas se eu quiser eu roubo! O que pode acontecer em ambos os casos é algum tipo de punição estabelecida por leis (multas, prisão etc.) ou em consequência do desrespeito às normas de conduta (batida de carro, vingança etc.).

O exercício do QUERER/PODER *é soberano e independente do* CERTO/ERRADO. *O exercício do* CERTO/ERRADO *é louvado e premiado, e a desobediência pode ser criticada e punida, mas ele não pode impedir o exercício do* QUERER/PODER.

Qualquer indivíduo, numa sociedade, que ignore um dos binômios terá uma série de conflitos sociais. Vejamos dois exemplos hipotéticos:

1. Exercitar apenas o CERTO/ERRADO e ignorar o QUERER/ PODER.
2. Exercitar apenas o QUERER/PODER e ignorar o CERTO/ ERRADO.

No primeiro caso, vamos encontrar indivíduos que se submetem aos conceitos morais vigentes. Não levam em consideração suas próprias vontades e desejos (querer/poder). Cumprem todas as regras morais e quando não o fazem sentem-se culpados. Por exemplo: é errado mentir. Então, esse indivíduo não mente e se o faz sente-se culpado. É errado andar no acostamento da estrada quando tem congestionamento. Ele jamais faz isso, mesmo tendo vontade ou se revoltando pelo fato de outros o fazerem; e, quando faz, sente-se culpado. É errado sentir atração e paquerar a mulher do amigo. Ou ele reprime violentamente esse sentimento ou do contrário sente-se culpado. É correto pagar o dinheiro emprestado. Ele sempre paga; se não pode, sente-se envergonhado e culpado. E assim por diante. Embora faça tudo certo, ele frequentemente não está em paz com suas vontades e desejos ou então vive culpado em relação a eles. Ele é plenamente moral, mas não é saudável. Podemos dizer que tal indivíduo vive e se comporta numa função superegoica.

No segundo caso, vamos encontrar indivíduos que desprezam o certo/errado e só fazem o que querem. Por exemplo: é errado mentir, ele mente o tempo todo e não se incomoda nem um pouco com isso. É errado trafegar no acostamento quando tem congestionamento. Ele não só trafega pelo acostamento como ridiculariza os que obedecem à regra. É errado paquerar a mulher do amigo. Ele não só a paquera como até se vangloria do fato. É correto pagar o dinheiro emprestado. Ele jamais paga os empréstimos, e assim por diante. Tal indivíduo não se torna confiável. Acaba marginalizado pela sociedade. Não é aceito no convívio social. Ele é imoral e não é saudável. Podemos dizer que ele vive e se comporta em função dos seus impulsos e vontades (id).

Adotando a função superegoica como sua principal referência, o indivíduo passa a restringir e às vezes até mesmo ignorar suas vontades e desejos. Ao exercer somente a vontade e o desejo e ignorar ou rejeitar a função superegoica, o indivíduo acaba sendo marginalizado da vida em sociedade.

A pergunta que agora se impõe é a seguinte: qual é a postura saudável? Fazer uma média entre os binômios certo/errado e querer/poder? Entendemos que a postura saudável não é apenas uma média, e sim uma avaliação egoica da correlação entre os binômios para cada situação em questão. Para tanto, faz-se necessário colocá-los sob o domínio do ego e do bom-senso. Dessa maneira, ambos os binômios são sempre levados em conta.

Para colocar esses binômios sob o comando do ego, necessitamos de uma mudança conceitual bastante radical. Por exemplo, é errado mentir, *salvo quando eu julgar necessário*. No âmbito dessa mudança conceitual, esse indivíduo vai cumprir o binômio certo/errado muitas vezes e não mentir. Outras vezes, cumprindo sua vontade e o binômio querer/poder, ele vai mentir sem se sentir culpado. Tal indivíduo terá sempre a opção de obedecer ou ao binômio certo/errado ou ao binômio querer/poder, e sua referência será o seu bom-senso e a adequação da sua conduta ao momento em questão.

É errado trafegar no acostamento num congestionamento, *salvo quando eu optar por fazê-lo*. Isso significa que muitas vezes ele vai se comportar pelo certo/errado e outras vezes não, dependendo daquilo que achar mais conveniente para o momento em questão. Isso implica, inclusive, assumir os riscos da infração cometida.

Ao trocar o mecanismo de contenção superegoico pelo mecanismo de contenção egoico, o indivíduo ganha a opção de exercer suas vontades e desejos (querer/poder) sem afrontar de maneira ostensiva as normas sociais (certo/errado).

Dessa forma, ele poderá optar por mentir, trafegar no acostamento, paquerar a mulher do amigo, não pagar o dinheiro emprestado etc., desde que tenha levado em consideração os riscos, seus interesses, as possíveis punições, os ganhos e perdas envolvidos, e, principalmente, não faça isso de maneira ostensiva.

De acordo com a visão social (certo/errado), esse indivíduo está tendo uma *conduta imoral* e, portanto, passível de punição. Técnica e psicologicamente, porém, ele está tendo uma *conduta saudável.*

É o que vemos acontecer frequentemente. Num exemplo hipotético e com nomes de fantasia: o senador Samuel das Quantas é suspeito de desviar R$ 50 milhões numa negociata da Cia. Petróleo Internacional com o governo. Foi feita uma investigação e o resultado foi inconclusivo – e houve pressão por parte de um grupo de congressistas, visto que o senador Samuel é um egrégio membro da casa e faz parte das lideranças do governo. O meliante Fernandinho Bom de Briga foi preso por roubar R$ 5 milhões de uma agência bancária utilizando explosivos para arrombar a caixa-forte do banco. Está na penitenciária cumprindo pena.

Nesse exemplo, o senador Samuel das Quantas e o meliante Fernandinho Bom de Briga são contraventores. Ambos exerceram o binômio querer/poder. A grande diferença é que o senador levou em conta o binômio certo/errado e camuflou adequadamente suas ações, ao passo que o meliante confrontou ostensivamente o binômio certo/errado. *Podemos deduzir que tanto o senador como o meliante são pessoas imorais, mas técnica e psicologicamente o senador é saudável e o meliante é doente.*

Sabemos que a vida em sociedade necessita de mecanismos de contenção, pois sem eles voltaríamos ao estágio da barbárie.

Sabemos também que, muitas vezes, um comportamento saudável é considerado imoral se for analisado somente *do ponto de vista das regras sociais (certo/errado). Dessa forma, podemos concluir que às vezes o saudável pode ser imoral.*

Podemos entender que o indivíduo que consegue modificar o mecanismo de contenção superegoico pelo mecanismo de contenção egoico atingiu um grau de amadurecimento psicológico.

ANGÚSTIA EXISTENCIAL

Rememorando: trata-se da angústia originada da necessidade humana e por ela alimentada, relacionada ao conhecimento de sua própria existência e também à necessidade de traçar um plano diretor (projeto de vida) para nortear sua passagem pela vida.

A *angústia existencial é sentida como uma sensação de que "puxaram o meu tapete", "perdi o pé de mim mesma", "estou perdido e não vejo um rumo a seguir", "a vida perdeu o sentido"* etc.

Ela é resolvida pelo traçado de um projeto de vida e pela adoção de uma possível explicação ou posicionamento em relação às origens da sua própria existência.

1 – A discriminação da brecha entre fantasia e realidade

Uma das principais características do ser humano é sua intensa curiosidade e sua não menos intensa necessidade de saber e compreender o mundo que o rodeia, o Universo que ele vislumbra, tanto quanto entender a si mesmo. Ele tem uma necessidade inata e uma consciência que o impele a questionar: Quem somos nós? De onde viemos? Por que estamos aqui? Qual o significado da vida? Como foi criado o Universo? Alguém o criou? E inúmeras outras questões.

Essa sede inesgotável de conhecimento leva e tem levado o homem a tentar entender a natureza e o Universo. Ela é a origem da teologia, da filosofia e da ciência, todas empenhadas em explicar o possível e, muitas vezes, também o que ainda não é possível.

Essa tentativa de explicação dos fenômenos e mistérios desconhecidos nos empurra em direção a uma postura de observação e experimentação científica, mas também à tendência de deduções e explicações fantasiosas, sem base sólida, apenas para satisfazer, mesmo que momentaneamente, nossa sede de saber e conhecer.

A tendência de aceitar e se conformar com o desconhecido e o misterioso não é, definitivamente, uma característica espontânea do ser humano. Ele prefere encontrar uma resposta, mesmo que fantasiosa e sem prova concreta ou plausível, a se conformar com o não saber. Grandes escolas de teologia, filosofia e ficção científica se encarregaram de conseguir explicações para o misterioso desconhecido.

Foi graças às ideias e observações de Descartes, Galileu, Kepler, Newton, Einstein e muitos outros que se conseguiu, enfim, estruturar as bases de observação, pesquisa e experimentação científica. Hoje, a experimentação científica é uma ciência bastante aceita por parte significativa da humanidade.

Entendemos como discriminação da brecha entre fantasia e realidade a capacidade real e objetiva para a diferenciação entre os conteúdos do terreno da realidade e os conteúdos do terreno da fantasia.

Essa discriminação entre fantasia e realidade é um processo dinâmico que vai de uma grande mistura (infância) até uma clara separação (amadurecimento) já na idade adulta.

No mundo infantil, a criança vive sua realidade e sua fantasia sem muita discriminação. Seu mundo é povoado de Papai Noel, coelho da Páscoa, bicho-papão, super-heróis, fadas, amigos fantásticos, ogros, bichos falantes, gigantes e anões, anjo da guarda, Peter Pan etc. Ela não faz uma clara distinção entre o dia a dia e o mundo mágico das brincadeiras.

Dizemos que não existe claramente uma brecha entre a fantasia e a realidade, existe uma parte compartilhada entre as duas.

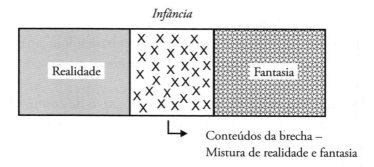

Conteúdos da brecha –
Mistura de realidade e fantasia

No mundo da puberdade e da adolescência, a discriminação entre fantasia e realidade já se encontra mais delimitada e a brecha entre elas já começa a se estabelecer de maneira mais clara. Muitas crenças, porém, não têm definição precisa no que diz respeito a pertencerem à realidade ou à fantasia. É o caso do sobrenatural e do místico: demônios, deuses, bruxas, mortos-vivos, vampiros, santos, fantasmas, gnomos, querubins, alienígenas, lobisomens, duendes, ficção científica, fonte da juventude etc.

Os adolescentes ainda são muito sugestionáveis, a ponto de confundir conteúdos de fantasia com os de realidade, principalmente no terreno do místico, do sobrenatural e da ficção. No mundo adulto, já podemos falar em uma separação razoavelmente clara entre fantasia e realidade. Já identificamos uma brecha entre as duas.

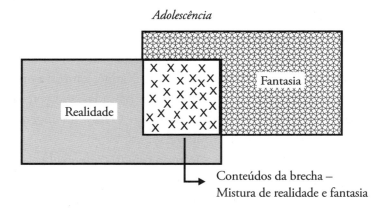

Conteúdos da brecha –
Mistura de realidade e fantasia

Chamamos de brecha entre a fantasia e a realidade o vazio composto da ausência de explicações científicas, comprovadas ou plausíveis, para a compreensão de diversos fenômenos.

Essa brecha tem funcionamento dinâmico e se modifica com os avanços científicos e tecnológicos da humanidade. Fenômenos que no passado eram cientificamente inexplicáveis receberam um tratamento místico (terreno da fantasia) e fizeram parte dessa brecha. Quando foram, posteriormente, explicados e comprovados, passaram a fazer parte da realidade e saíram da brecha.

Por exemplo, no passado, acreditava-se que os raios e trovões eram manifestações de uma divindade (Zeus – deus grego). Assim, faziam parte da fantasia e estavam contidos na brecha entre fantasia e realidade. Posteriormente, foram identificados como descargas entre o potencial elétrico contido nas nuvens e a terra, e passaram a fazer parte da realidade, não mais fazendo parte da brecha entre o real e o fantástico.

No mundo adulto culto, a discriminação da brecha entre fantasia e realidade já é bastante nítida e não se acredita mais em fantasias infantojuvenis como Papai Noel, coelho da Páscoa, bicho-papão, lobisomens, bruxas, super-heróis etc. Mas ainda existem algumas pontes em que a mistura entre fantasia e realidade permanece. As mais frequentes são as de cunho religioso: Céu, Inferno, Deus, Alá, Buda, Xangô, santos, anjos, demônios, orixás, Shiva, espíritos, vidas passadas, vida eterna etc., e as do terreno da ficção científica: Ovnis, alienígenas, ETs, abduções alienígenas, multiversos etc.

Essas crenças prevalentes são uma tentativa de explicar fenômenos (mistérios) ainda não comprovados cientificamente até o momento. Não estou me referindo a crenças circunstanciais, que na maior parte dos casos são meros desabafos ou uma ajuda ocasional em situações de desespero, e sim a crenças arraigadas que acabam tomando como verdadeiras explicações que são do domínio da fantasia.

Entendemos como um estágio plenamente amadurecido quando o indivíduo consegue discriminar de forma abrangente os conteúdos da realidade daqueles do universo da fantasia.

Isso não impede que o indivíduo amadurecido tenha simpatias por crenças religiosas, explicações místicas e espirituais ou mesmo da ficção científica, desde que ele mantenha o discernimento de que tais explicações estão no terreno da fantasia e não da realidade. Lembremos que a fantasia e a ficção foram, e continuam sendo, precursoras de uma série enorme de eventos científicos posteriores.

Adulto imaturo
Brecha fantasia-realidade delimitada

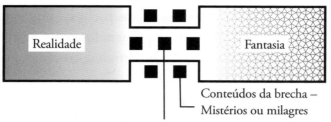

Conteúdos da brecha ainda misturados entre fantasia e realidade

Podemos fazer uma separação importante entre o indivíduo *simpatizante* e o indivíduo *crente e fanático*. Existe uma série enorme de fenômenos sem explicação científica plausível. Estes são considerados mistérios ou milagres e, em nosso entendimento, estão localizados na brecha. Qualquer conteúdo ou fenômeno localizado na brecha pode ter três destinações possíveis:

1. *Com a evolução científica e tecnológica, surgir uma explicação plausível e o conteúdo sair da brecha e passar a fazer parte da realidade.*
2. *Permanecer na brecha como mistério enquanto não surgir uma explicação plausível.*
3. *Receber uma explicação mística ou de ficção e passar a ser um conteúdo do terreno da fantasia.*

Por exemplo, alguns dos mistérios mais intrigantes da nossa antiguidade são os enormes monumentos de pedra construídos durante civilizações de recursos tecnológicos rudimentares, tais como as enormes pirâmides do Egito; as enormes cabeças de pedra dos maoris, na Ilha de Páscoa; as construções em rochas com encaixes milimétricos no templo de Karnak, em Luxor, no Egito; os monumentos rochosos de Stonehenge, na Inglaterra; os monumentos megalíticos de Carnac na França; as enormes placas rochosas dos terraços de Baalbek, no Vale de Bekaa etc. Quem foram os construtores? Como foram construídos? Que ferramentas foram utilizadas? Como foram transportados?

Outro exemplo intrigante é o mistério sobre a vida após a morte, que vem intrigando a humanidade desde os tempos mais remotos de que temos notícia. Que provas temos a esse respeito?

Outro exemplo refere-se à criação do próprio Universo. Como surgiu? Foi criado? Por quem ou pelo quê?

Esses três grandes mistérios estão localizados na brecha. Podemos fazer uma série de suposições, mas não temos ainda uma resposta plausível nem uma comprovação científica a esse respeito. Assim, existem apenas duas opções: ou a aceitação de que o mistério ainda não tem solução plausível, ou as explicações místicas ou de ficção no terreno da fantasia.

Um indivíduo amadurecido pode ter simpatia (*simpatizante*), por exemplo, pela ideia de que foram astronautas de outros planetas que estiveram na Terra e construíram esses monumentos. Aceitar uma doutrina religiosa que traga em seu bojo uma explicação para a vida após a morte, ou ainda acreditar em uma divindade criacionista que criou o universo ou mesmo na teoria de que houve a singularidade de uma enorme explosão de energia, o famoso *Big Bang. Mas ele tem a noção clara e precisa de que se trata de uma suposição, por mais agradável ou plausível que ela lhe pareça. Podemos dizer que esse indivíduo está discriminando a brecha entre a fantasia e a realidade.*

Um indivíduo *crente ou fanático* pode, por exemplo, acreditar na mesma ideia: de que foram astronautas de outros planetas que construíram esses monumentos, de que a explicação religiosa de vida após a morte é verdadeira e inquestionável, ou que seu deus foi o criador do universo, ou de que o *Big Bang* existiu com certeza e não é apenas uma teoria. *Mas ele tem absoluta convicção a esse respeito. Podemos dizer que esse indivíduo não está discriminando a brecha entre a fantasia e a realidade.*

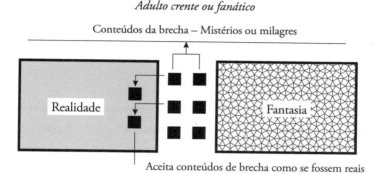

A grande diferença entre um indivíduo simpatizante e um crente ou fanático é que o primeiro tem simpatia por determinada explicação, mas tem a clara noção de que ela ainda necessita ser confirmada, ao passo que o segundo tem convicção de que aquela explicação é verdadeira e não necessita de outras confirmações.

Entendemos que o indivíduo capaz de aceitar que os conteúdos da brecha entre fantasia/realidade ainda não têm uma explicação palpável atingiu um estado de amadurecimento psicológico, mesmo que ele tenha simpatia por alguma das tentativas de explicação do terreno da fantasia.

Entendemos que o crente e o fanático que acreditam piamente na explicação da fantasia ainda estão imaturos em seu desenvolvimento psicológico.

Adulto amadurecido
Brecha fantasia-realidade delimitada

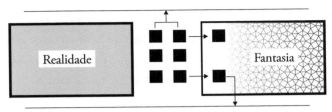

Conteúdos da brecha – Mistérios ou milagres
Apresenta simpatia por explicações de conteúdos de brecha mas sabe que são fantasias

2 – Organização do projeto de vida

Costumo dizer que *a vida é como uma festa em que entramos depois que começou já sabendo que vamos sair antes de terminar!* Dessa forma, acabamos sendo obrigados a traçar algum tipo de roteiro para visitar uma parte dessa festa. Esse roteiro ou plano diretor é que chamamos de *projeto de vida*.

Projeto de vida na infância e na puberdade

Durante a infância e a puberdade, o projeto de vida da criança é definido pelos pais ou responsáveis por ela. São eles e a situação em que eles vivem o que vai dar os primeiros rumos na vida dessa criança.

Na verdade, o projeto de vida da criança começa antes mesmo de seu nascimento e é influenciado por um somatório de diversos fatores: expectativa dos pais em relação a essa criança, *status* social, econômico e intelectual da família, tradições familiares, contexto do país etc. Esses fatores influenciam e até podem determinar o projeto futuro da criança. Por exemplo, uma criança que nasce numa família de comerciantes tem maior probabilidade de se tornar comerciante do que outra que nasce numa família de tradição intelectual. Durante o desenvolvimento, serão incorporadas outras características, tais como as aptidões da criança, seus modelos admirados, as escolas ou aprendizados a que foi submetida, as oportunidades que se apresentaram e as próprias modificações ou turbulências no seu *status* e ambiente familiar.

Até a fase da puberdade, o comando do projeto de vida da criança está com os pais, os responsáveis e nas situações familiares, sociais e econômicas em que a criança vive ou mesmo sobrevive.

Após a puberdade e começo da adolescência, ela começa a ter uma participação mais ativa na escolha e no direcionamento de seu projeto de vida.

Projeto de vida na adolescência

Durante o processo da adolescência, compreendido entre aproximadamente 12 e 18 anos, esse jovem vai gradativamente tirando o comando do seu projeto de vida das mãos dos pais e assumindo ele próprio o comando da sua vida. Lembremos que é nesse período que se formam a identidade sexual masculina (9 a 13 anos) para os garotos e a identidade sexual feminina (9 a 13 anos) para as garotas; e a identidade sexual feminina (14 a 17 anos) para os rapazes e a identidade sexual masculina (14 a 17 anos) para as moças.

Fazendo parte da identidade sexual masculina e/ou feminina, são incorporadas as *identidades masculina e feminina idealizadas*, tanto para os rapazes como para as moças.

A identidade idealizada é composta das aspirações e escolhas individuais de cada um e vai fazer parte do conceito de identidade desses jovens – e, assim, influenciar fortemente na escolha de seu projeto de vida. Leia mais sobre isso no capítulo "A evolução da identidade sexual", no livro *Vínculo conjugal na análise psico-*

dramática (Ágora, 2000); e no capítulo "A psicoterapia com adolescentes na análise psicodramática", no livro *Psicopatologia e psicodinâmica na análise psicodramática*, volume IV (Ágora, 2012).

Na adolescência, o jovem entra em contato com a angústia existencial que até então estava controlada, uma vez que o projeto de vida estava no comando dos pais e/ou das situações. Quando o jovem começa a assumir o comando de seu projeto, enfrenta uma fase de impasse: não aceita mais o projeto de vida ditado e comandado pelos pais ou pelas circunstâncias, mas ainda não tem forças e/ou recursos suficientes para assumir seu próprio projeto. É uma fase de grande angústia existencial que muitas vezes necessita de ajuda terapêutica. Isso está descrito no capítulo "A psicoterapia com adolescentes na análise psicodramática", no livro *Psicopatologia e psicodinâmica na análise psicodramática*, volume IV (Ágora, 2012).

Dizemos que na adolescência ocorre uma troca de comando em relação ao projeto de vida desse jovem: ele sai das mãos dos pais ou responsáveis e passa para as mãos do jovem. Por ser uma fase de insegurança para ambos os lados, deve obedecer à seguinte diretriz: ser uma transição escalonada. Uma transição muito brusca, na qual os pais e/ou responsáveis entreguem repentinamente o comando para o adolescente, pode ser prematura e deixar o jovem ainda mais perdido. Por outro lado, um endurecimento excessivo por parte dos pais ou responsáveis pode inibir o processo de transição e fazer que esse jovem continue na dependência dos pais e/ou responsáveis, não assumindo o comando da própria vida.

Uma vez assumido o comando do seu projeto de vida, em forma de uma profissão, uma carreira, uma faculdade, um direcionamento amoroso, uma filiação a algo, ou simplesmente certa autonomia econômica, a angústia existencial se acalma e só vai voltar a se manifestar quando esse projeto de vida, eventualmente, sofrer uma forte modificação.

Projeto de vida na vida adulta

Durante a vida adulta, o projeto de vida é posto em prática e, portanto, a angústia existencial não está mobilizada. O indivíduo faz parte, pertence, ocupa seu lugar no mundo. A angústia existencial só será mobilizada, nessa fase, se houver alguma *mudança brusca no projeto de vida do indivíduo*.

Entendemos como mudança brusca no projeto de vida situações que ocorrem de maneira imprevista ou independente da vontade do indivíduo e desorganizam o projeto de vida até então vigente.

As situações mais comuns são: separações e divórcios, falências profissionais, mortes prematuras de pessoas que envolvam o projeto de vida, revoluções ou guerras, alterações bruscas no *status* social ou econômico, mudanças de governos, doenças ou acidentes traumatizantes, entre muitas outras. Nesses casos, existe a necessidade de adaptação de um novo projeto de vida; enquanto isso não acontece, a angústia existencial é fortemente mobilizada.

Projeto de vida na velhice

Com o aumento da expectativa de vida, começamos a ter um grande contingente de pessoas que foram excluídas dos processos produtivos convencionais – por aposentadoria, por idade, por desatualização das funções antes exercidas etc. –, mas ainda possuem aptidão física e/ou intelectual para continuar a exercer uma série de atividades. Esses idosos necessitam, quase sempre, de *uma reformulação de seu projeto de vida*. Nessa transição, a angústia existencial é novamente mobilizada e só será resolvida quando se conseguir estruturar um novo plano diretor considerando: estimativa do tempo de vida restante; condições físicas, psíquicas, econômicas e de oportunidades dessa pessoa. Veja mais em "Psicoterapia com idosos" no livro *Psicopatologia e psicodinâmica na análise psicodramática*, volume IV (Ágora, 2012).

Estratégia psicoterápica perante a angústia existencial

Como já dito, a angústia existencial é própria do mundo externo, estando diretamente ligada à falta de um projeto de vida ou falência de um projeto de vida até então existente.

Toda a estruturação do projeto de vida é feita com o auxílio da *parte sadia do indivíduo* e necessita de:

1. Levantamento dos valores morais, religiosos, filosóficos, sociais, além dos objetivos, desejos e necessidades desse indivíduo.
2. Levantamento dos recursos econômicos, físicos, psíquicos, relacionais, de aptidões e de conhecimento que esse indivíduo acumulou durante sua vida.
3. Avaliação da viabilidade da alocação desses recursos, condizente com as oportunidades que o meio ambiente desse indivíduo oferece, para implantar o novo projeto de vida.

Esse conjunto permite que ajudemos o indivíduo a estruturar um novo e adequado projeto de vida e desmobilizar a angústia existencial.

2. O perfil do cliente atual e a psicoterapia do futuro

Este capítulo é continuação do "Perfil do cliente atual", publicado em meu livro *Vínculo conjugal na análise psicodramática* (Ágora, 2000).

Como já dito, a grande diferença entre o perfil do cliente antigo e o perfil do cliente atual reside na formação do conceito de identidade.

Recordemos que o conceito de identidade é estruturado na fase do desenvolvimento psicológico, em particular no intervalo de três anos até o final da adolescência (mais ou menos 18 anos), e continua por toda a vida do indivíduo. É uma estrutura do psiquismo organizado e diferenciado (POD) e fica registrado principalmente nas redes neurais corticais. É composto de:

1. *Figuras de mundo interno* – Representadas por modelos internalizados e conceitos morais adquiridos. É a contribuição dos valores culturais, códigos morais, costumes, comportamentos e tradições da sociedade em que o indivíduo vive e é educado.
2. *Experiências do próprio indivíduo* – Representadas pelas vivências do indivíduo e conceitos por ele elaborados.
3. *Material justificado* – Representado por uma série de vivências conflitantes com o conceito de identidade que podem permanecer no Eu consciente se estiverem justificadas e racionalizadas.

CONCEITO DE IDENTIDADE DO CLIENTE ANTIGO – 1950

Quando avaliamos o conceito de identidade de um jovem da década de 1950, notamos a forte presença das figuras de mundo interno. Os modelos internalizados estavam bem representados e definidos. Naquela época e em outras anteriores, o respeito e a admiração pelos mais velhos, principalmente pais, avós, tios, parentes, autoridades e professores, eram estimulados e a criança tendia a querer copiar esses modelos, ser como eles quando crescesse. A cultura do individualismo era menor, e copiar os líderes e os ídolos era bastante natural. O contato com a família e com os parentes era constante, permitindo que a criança convivesse mais intimamente com tais modelos. A família era a matriz de convivência e o ponto de referência da criança, seguida pela escola e pela religião. Era uma época em que pais e avós ainda tinham tempo para contar histórias às crianças.

Os conceitos morais eram transmitidos com bastante convicção tanto pela família como pela escola e pela religião. O ensino religioso era bastante disseminado e muitas vezes obrigatório. Os conceitos relacionados com o certo e o errado, o bom e o mau, o vilão e o herói, o marginal e o legal, a virtude e o pecado, eram bem definidos e raramente questionados.

A incorporação dos modelos internalizados e dos conceitos adquiridos formava, dentro do conceito de identidade, um conjunto de verdades a ser seguidas e de comportamentos a ser emitidos, em total sintonia com o ambiente social circundante. Bastava o indivíduo seguir esses modelos que ele se encontrava ajustado socialmente.

Por outro lado, as vivências do próprio indivíduo e os conceitos por ele mesmo deduzidos eram menos frequentes e muito menos convincentes. As crianças dessa época e das anteriores levavam uma vida bastante rotineira que se resumia, na maioria das vezes, em brincadeiras em casa ou nos vizinhos, a uma ida diária à escola e ao contato com a família em fins de semana. As viagens eram pouco frequentes e o nível de informação era bem reduzido. Quanto aos conceitos, crianças e adolescentes não eram muito estimulados a pensar por si mesmos e ainda menos a questionar as verdades vigentes, e sim a absorver e decorar de maneira passiva os ensinamentos ministrados.

CONCEITO DE IDENTIDADE DO CLIENTE ATUAL – 2010

Quando avaliamos o conceito de identidade do cliente atual desta década (2010), notamos uma forte diminuição na influência das figuras de mundo interno (FMIs), tanto dos modelos internalizados quanto dos conceitos adquiridos, e um aumento bastante significativo das vivências e conceitos do próprio indivíduo. Tanto a educação como a vida das crianças mudaram bastante nestes 50/60 anos, produzindo uma diferença marcante na formação do conceito de identidade.

A diminuição da influência dos modelos internalizados é consequência de uma mudança de comportamento no que se refere ao relacionamento com as pessoas mais velhas e à idealização das pessoas. Hoje, as crianças convivem muito pouco com as famílias e mesmo com os pais. A aura de respeito e admiração para com os mais velhos – professores, avós, tios, autoridades e os próprios pais – diminuiu bastante. A informalidade é tanta que beira o desrespeito.

Os ídolos passaram a ser personagens virtuais ou da mídia, e não mais pessoas de contato real e cotidiano. A família perdeu o papel de matriz social da criança e tornou-se um elemento de sustentação e apoio. Os pais deixaram de se apresentar como modelos a ser seguidos e passaram a se dedicar a dar suporte financeiro para pagar boas escolas, bons clubes, viagens e atividades diversas à criança. As expectativas já não estão centradas em modelos reais, mas em funções profissionais ou sociais, tais como ser artista, médico, jogador de futebol etc.

Entretanto, a maior modificação está relacionada com os conceitos morais adquiridos. Na década de 1950 e anteriores, os valores morais vinham principalmente da religião, da família e da escola, e eram transmitidos de forma clara e assertiva. Os valores morais – certo/errado, bom/mau, herói/vilão, virtude/culpa –, que antes soavam como absolutos, hoje (e cada vez mais) se tornaram relativos. Podemos dizer que ocorreram uma grande relativização dos valores e a consequente diminuição da convicção com que eles são difundidos. Os pais e familiares não têm mais tempo para as crianças e os adolescentes. Esses contatos foram substituídos pela escola e pelas redes sociais virtuais. Quem hoje conta história é o computador, o tablet ou o celular. A criança fica mais tempo na escola do que com a família. Os grandes difusores de valores passaram a ser a mídia e a propaganda. Mesmo a qualidade dos valores morais sofreu enorme modificação: eles caminham para ser valores consensuais e éticos, perdendo um pouco de sua moralidade.

Os valores aceitos são os de hoje, mas, dependendo das mudanças sociais, podem ser outros amanhã. Essa volatilização dos valores era vista como inadmissível pouco tempo atrás (60 anos!!!). Os valores morais eram aceitos como perenes ou imutáveis, e hoje são vistos como dinâmicos e transitórios. Isso tem acarretado mudanças muito rápidas de comportamento, postura e principalmente de crenças.

A fraca incorporação dos modelos internalizados e dos conceitos morais adquiridos forma um conjunto de verdades frouxo e pouco consistente, produzindo uma sensação de permanente instabilidade, inadequação e desajuste social.

Por outro lado, as vivências e conceitos do próprio indivíduo se tornaram referências bem mais atuantes no âmbito do conceito de identidade. As crianças de hoje têm uma vida muito menos monótona, com atividades diversificadas, viagens frequentes e múltiplos afazeres. Seu nível de informação, graças à internet, tem abrangência universal. Elas entram em contato, via filmes, novelas e mídia em geral, com temas nunca antes imaginados pelos divulgadores de valores e formadores de opinião.

Os preconceitos e tabus religiosos, morais e raciais estão em franco declínio, e as crianças e adolescentes têm acesso a uma visão de mundo muito mais realista do que as de antes. Houve um grande aumento das vivências e interações virtuais, e um relevante desenvolvimento da linguagem e da comunicação digital. Em contrapartida, notamos um decréscimo acentuado das interações presenciais e uma diminuição significativa da linguagem e da comunicação analógicas, com consequências ainda difíceis de avaliar. O contato presencial, com toda sua riqueza em climas afetivos e comunicação não verbal (linguagem analógica), tem perdido terreno para o contato virtual, com sua riqueza verbal (linguagem digital), mas com uma pobreza analógica.

Notamos um crescimento acentuado da influência dos conceitos deduzidos e elaborados pelo próprio indivíduo. As crianças e os adolescentes de hoje são estimulados e encorajados a pensar por si mesmos e a questionar, de maneira ativa, os ensinamentos ministrados. O raciocínio e a criatividade tomaram o lugar da "decoreba" e do acúmulo passivo de conhecimento. Dessa maneira, a capacidade do indivíduo de conceituar e elaborar seu próprio comportamento, o comportamento do outro e o funcionamento do mundo aumentou. O jovem de hoje é muito mais questionador que o de antes, embora lhe faltem parâmetros e referências internas suficientes para uma elaboração conceitual mais adequada do seu papel na sociedade em que vive.

Esse conjunto vivencial, capacidade dedutiva e conceitual de valores, vai se tornando a viga mestra do conceito de identidade, acarretando enormes mudanças nas posturas e nos comportamentos individuais e sociais.

Tais mudanças no conceito de identidade interferem no manejo e na própria direção do processo terapêutico, como veremos logo adiante.

A PSICOTERAPIA DO FUTURO

É um momento delicado para os psicoterapeutas que recebem clientes com o perfil antigo e com um conceito de identidade moldado de forma superegoica, com predominância das figuras de mundo interno no seu POD e com uma grande parte do seu verdadeiro Eu excluída e depositada na segunda zona de exclusão. Também o é para os que recebem clientes do perfil atual, com pouca influência superegoica e um POD influenciado por uma quantidade enorme de valores pouco definidos, mas extremamente abrangentes. Para complicar mais ainda a situação, começamos a ter terapeutas que também foram criados dentro do perfil atual e têm uma intimidade muito pequena com o que significa um conceito superegoico fortemente instalado.

A característica principal do cliente de perfil antigo é ter seus comportamentos e posturas pautados pelas figuras de mundo interno. Embora ele se comporte como um indivíduo bem ajustado socialmente aos aspectos ligados a compromissos, esforço, respeito, obediência hierárquica e definições não ambíguas dos conteúdos certos e errados, ele se sente oprimido, insatisfeito e incompleto da suas próprias vontades e anseios. Suas referências estão mais ligadas aos deveres do que aos prazeres e vontades.

A psicoterapia é um processo clássico de descompressão das partes do verdadeiro Eu que estão localizadas na segunda zona de exclusão. É um indivíduo cujo comando é basicamente exercido pelas FMIs. Trata-se, portanto, de um comando superegoico. Nesses casos, o terapeuta necessita entrar na esfera intrapsíquica do cliente e tratar os conflitos entre o Eu verdadeiro (depositado na segunda zona de exclusão) e as figuras de mundo interno (registradas no POD). Em seguida, poder resgatar o material depositado na primeira zona de exclusão, que fica diretamente ligado aos vínculos compensatórios (dependências). Esses procedimentos estão detalhados no capítulo "Análise psicodramática – Pesquisa intrapsíquica", do meu livro *Análise psicodramática*, de 1994.

As características principais do perfil de cliente atual são a aparente imaturidade e o desajuste no que se refere a aspectos profissionais, independência econômica, compromissos sociais e responsabilidades em geral. Embora seja um indivíduo com pouca repressão sexual e afetiva e com poucos tabus e preconceitos, tem dificuldade com todos os aspectos ligados a obrigações, esforço, disciplina e hierarquia. Falta "contorno" à sua personalidade; quase sem limites, ele tende a ser invasivo, muitas vezes não se dando conta dos limites e adequações sociais.

Obviamente, a terapia clássica de descompressão não se aplica a esse perfil. Como vamos descomprimir alguém cujo maior problema é justamente não ter nem o próprio contorno de personalidade bem definido? A falta de intensidade nos modelos internalizados e nos conceitos morais adquiridos faz que esse jovem tenha pouco comando superegoico, fato esse que dificulta os aspectos de adequação e integração social. Por outro lado, suas vivências internas e seu grau de informação são enormes se comparados com os jovens de perfil mais antigo.

Esse conjunto de fatores faz que esses jovens sejam muito mais propensos a desenvolver síndrome do pânico, lembrando que, do ponto de vista psicodinâmico, esse transtorno é desencadeado pelo rompimento mais ou menos abrupto do conceito de identidade. Um conceito de identidade menos fortalecido é mais facilmente rompido.

Na psicoterapia de um cliente do perfil atual, continuamos a usar os procedimentos da pesquisa intrapsíquica e tratar suas divisões internas. No entanto, em vez de encontrar figuras de mundo interno repressoras e impositivas, a tendência é encontrarmos figuras de mundo interno permissivas, titubeantes e pouco convincentes, tendendo a apresentar posturas mais de indiferença ou aconselhamento do que de controle e imposição. Isso tudo em referência ao material da segunda zona de exclusão.

No que se refere ao material da primeira zona de exclusão, vamos encontrar indivíduos muito mais dependentes e com vínculos compensatórios bastante frequentes, principalmente com bichos de estimação (*pets*), teorias místicas e esotéricas, radicalismos ambientais e abuso de drogas das mais variadas. O tratamento dos vínculos compensatórios está descrito no Capítulo 2 do livro *Psicopatologia e psicodinâmica na análise psicodramática*, volume II (Ágora, 2008).

Quanto ao "contorno" da personalidade, sabemos ser pouco viável e seguramente improdutivo o processo de repressão e compressão intrapsíquico de um indivíduo já formado. Para conseguir o fortalecimento do conceito de identidade desse indivíduo, vamos utilizar uma estratégia psicoterápica de acelerar a formação e o estabelecimento de *conceitos elaborados pelo próprio indivíduo*. Podemos utilizar, para isso, a grande quantidade de informação de que o jovem atual dispõe e fazer que ele pense, elabore e reflita sobre os princípios da sociabilidade, do trabalho, da hierarquia, da obediência, do esforço, do compromisso e das necessidades, assim como sobre a importância do prazer, do lazer e das vontades. O ato de convidar o jovem e estimular essas reflexões e elaborações sobre tais conceitos é completamente diferente de impor, reprimir e punir em relação a esses mesmos conceitos!

Assim, o conceito de identidade do cliente do perfil atual será muito mais reforçado pelo aumento dos *conceitos formados pelo próprio indivíduo* do que pelos *conceitos morais adquiridos e modelos incorporados.*

3. A utopia do mundo consensual

Embora boa parte do progresso da humanidade esteja ligada à sua própria diversidade, o ser humano insiste na procura de algum tipo de homogeneização, seja por meio da catequese e da ideologia ou então pela força bruta ou pela pura e simples dominação.

A necessidade do ser humano de comunicar a outro ser humano seus feitos, suas ideias, suas descobertas e seu jeito de ver e estar no mundo vem desde os primórdios da humanidade. As formas de comunicação foram inúmeras: desenhos nas paredes das cavernas; caracteres gravados em pedras, argila, papiros e papel; mensagens faladas, escritas e gravadas; livros; CDs etc. Os recursos foram vários: mensageiros, arautos, oráculos, catequizadores, cultos religiosos e esotéricos, escolas das mais diversas, discursos públicos, panfletos, livros, rádio, televisão, e-mails, WhatsApp, Facebook etc.

Desde a antiguidade, o ser humano sempre travou guerras para dominar e anexar outros agrupamentos e outras comunidades humanas. Os motivos aparentes dessas guerras foram vários, mas os interesses comerciais, a busca de matérias-primas e riquezas estiveram presentes na maior parte dos casos. Entretanto, o aculturamento da comunidade conquistada também sempre esteve presente. Esse aculturamento nada mais é do que transformar as diversidades de valores, costumes e condutas em regularidade e homogeneidade desses mesmos valores.

O ser humano, em geral, tende a encarar com desconfiança as diversidades. Uma vez aceitas, elas passam a fazer parte do acervo cultural daquela comunidade. A tendência seguinte é tentar influenciar e convencer todas as comunidades ao seu redor de que essa novidade é verdadeira e deve ser aceita. Em outras palavras, produzir uniformidade entre as comunidades. Em todos os processos de aculturamento, sejam eles resultantes de guerras de dominação, catequese religiosa, doutrinação política ou filosófica, a tentativa é de que todos indivíduos pensem igual e procedam da mesma forma.

Em todas as guerras e processos violentos de dominação, sempre encontraremos uma tentativa, por parte do dominador, de que o dominado adote seus valores, condutas, regras e procedimentos. Nos grandes movimentos religiosos – como o judaísmo, cristianismo, budismo, islamismo, hinduísmo, xintoísmo e outros de menor repercussão –, vamos sempre encontrar a tendência da catequese a fazer que os influenciados ou dominados passem a professar a mesma fé do catequizador ou dominador. Nos grandes movimentos políticos – como a democracia americana, com o "seu modo americano de ser e de viver", o socialismo e comunismo soviético, o maoismo chinês, as manifestações ditatoriais de diversas épocas da história –, o dominador sempre tentou implantar seu modo de governar entre os seus dominados.

A grande ambição do grupo dominador sempre foi a difusão de seus próprios valores para influenciar o grupo dominado. Essas tentativas de garantir homogeneidade e regularidade nunca foram bem-sucedidas porque foram implantadas por uma elite dominante, pela força das armas, pela força do intelecto ou pela força do sagrado e do espiritual, mas sempre visando convencer grandes massas passivas dessas ditas verdades.

Um pequeno grupo de elite se dispunha a influenciar e convencer um grande grupo, reprimindo aqueles que se opunham a tais "verdades" com punições físicas, econômicas ou psicológicas tais como: prisão, execução, trabalho forçado, internação psiquiátrica, excomunhão, exílio, arresto de bens e riquezas, tortura, privação de direitos, multas etc.

Todos os recursos utilizados para difusão e comunicação dos valores de um grupo dominante ou de seus opositores para a grande massa nunca foram genuinamente democráticos. Os recursos da comunicação, tais como escolas, catequeses, jornais, livros, programas de rádio e televisão, sempre foram dominados por grupos e por interesses ou simplesmente manipulados pela elite religiosa, econômica e/ou política.

Embora alguns desses movimentos tenham conseguido, por certo espaço de tempo, controlar e dominar grandes comunidades, nações ou mesmo populações, malograram porque nunca foram consensuais. O consenso de uma população ou mesmo de uma comunidade sempre foi visto como algo muito difícil de ser obtido. Podemos dar a esse tipo de objetivo o nome de *utopia consensual*.

Entretanto, hoje observamos um fenômeno em andamento que pode vir a se tornar um *movimento consensual universal*. Esse movimento consensual começou a se esboçar na esteira da invenção dos computadores pessoais e na grande rede de comunicação por satélites que barateou e viabilizou a comunicação para qualquer parte do mundo. Num curtíssimo período de tempo, essa comunicação global foi instituída e organizada pela internet, com centenas de recursos e aplicativos, para a intercomunicação relativa a infinitos assuntos: política, entretenimento, crenças religiosas, encontros amorosos, experiências pessoais, seitas esotéricas, opiniões das mais diversas, receitas de doces e salgados, preferências sexuais, depoimentos pessoais, fantasias, mentiras, desejos, desabafos, convites, mobilizações etc.

Essas *redes sociais* estão se ramificando e não param de crescer, promovendo uma comunicação cada vez mais abrangente entre pessoas de todo o planeta.

Para isso, foram criados dezenas de aparelhos tais como computadores, tablets, celulares, iPhones, smartphones etc.

Essa imensa rede de comunicação tem uma capacidade de influência e difusão de valores morais que jamais pôde ser sonhada por qualquer conquistador ou dominador durante toda a história da humanidade.

A grande diferença é que essa *rede de comunicação pela internet é realmente democrática*. Qualquer indivíduo que tenha acesso a um terminal de computador pode postar sua mensagem ou dar sua opinião que ela será vista por alguém, sabe-se lá por quem!

A INTERNET E A DEMOCRATIZAÇÃO DA PALAVRA

Podemos dizer que *a internet é a primeira rede de comunicação de massa realmente democrática da história da humanidade*. A comunicação veiculada pela internet é bastante desorganizada. Podemos até dizer que, em sua essência, é caótica. Mas essa é exatamente sua grande qualidade democrática. Alguns grupos falam em controlar e até mesmo censurar a comunicação da internet. Seria realmente uma lástima se eles conseguissem!

A internet é o instrumento mais temido pelos regimes totalitários, que escravizam e tentam dominar ideológica ou religiosamente suas populações. Dentre estes, alguns regimes comunistas como Cuba, Albânia, Coreia do Norte e em menor grau a própria China, ou então regimes fundamentalistas islâmicos como alguns do Oriente Médio e da África. São países ou comunidades que proíbem a comunicação pela internet. Felizmente, essas excrescências tendem a desaparecer no futuro.

Podemos comparar o conteúdo postado na internet com um grande caldo caótico no qual todos os valores possíveis, e alguns até impossíveis, estão representados, desde os mais perversos e radicais até os mais ingênuos e permissivos. E é pela influência desse "caldo caótico" que começa a surgir algum tipo de valor consensual.

Esses *valores consensuais* não são de domínio de nenhum grupo de elite intelectual, religioso, econômico ou político. São valores sem origem, sem um dono, criador, fundador ou idealizador. São de ninguém e de todo mundo ao mesmo tempo. Eles emergiram desse "caldo caótico" e estão começando a fazer parte do acervo cultural da humanidade, influenciando os costumes, os procedimentos e principalmente a educação das crianças. Estão substituindo, de forma ainda tímida, os grandes valores doutrinários, religiosos e morais determinantes das diretrizes comportamentais dos indivíduos e da educação das crianças. Parece-me ser um bom negócio!

Lembremos que o conceito de identidade é nossa maior estrutura psicológica, é o nosso chão psicológico formado pelo conjunto de nossas crenças e verdades. É nosso padrão referencial na condução da vida.

É formado por uma parte adquirida "de fora", que constitui as figuras de mundo interno (modelos internalizados e conceitos morais adquiridos) e outra formulada pelo próprio indivíduo, "de dentro", que são suas experiências de vida e os conceitos por ele mesmo elaborados.

Os conceitos morais adquiridos são formados pelo conjunto normativo que rege os procedimentos e comportamentos da sociedade e da cultura em que a criança e o adolescente estão sendo criados e educados. Compostos por referências religiosas, morais e ideológicas aceitas pela cultura e comunidade da criança e do adolescente, são veiculados pela família, escola e mídia correspondentes. São valores impostos e formulados por grupos e instituições que têm como referência a religião e a ideologia daquela comunidade. São valores superegoicos.

Esse quadro está começando a passar por um processo de mudança, pois os conceitos morais adquiridos estão, pela influência da internet, deixando de ter as referências religiosas e ideológicas das comunidades para adotar os valores consensuais universais emanados do "caldo caótico" já referido. É uma experiência nova, para a qual não temos parâmetro de comparação com nenhuma época anterior da humanidade, mas já começa a aparecer no comportamento das crianças e dos adolescentes.

AS REDES SOCIAIS E SEU PODER DE MOBILIZAÇÃO

O poder de estabelecer situações consensuais e mobilizar ações e *manifestações* que se tem conseguido por meio da utilização das *redes sociais* é impressionante.

Aqui no Brasil (junho de 2013), uma enorme manifestação de insatisfação popular chamada de "Movimento do Passe Livre" foi deflagrada, em curtíssimo tempo, com um grande componente consensual e com lideranças emergentes pouco conhecidas, pela ação das redes sociais. Com 80% de aprovação popular, esse movimento surpreendeu toda a classe política do país!

Em outros países do mundo, fatos semelhantes têm ocorrido, confirmando de maneira inequívoca o poder de influência e ação das redes sociais da internet para conseguir, em curtíssimo tempo, posições consensuais em grandes grupamentos com lideranças pouco expressivas.

Posições consensuais universais já começam a despontar, envolvendo temas polêmicos como: direito de expressão, imprensa livre, direito ao aborto, liberdade de ir e vir, liberdade religiosa, direitos de propriedade, preservação ambiental, combate à miséria, liberdade política, distribuição de renda e centenas de outros.

Esses temas nunca conseguiram posições consensuais porque sempre foram dominados, influenciados e/ou manipulados por grandes grupos políticos, religiosos ou econômicos que defendiam seus interesses e não os interesses de toda a população. Tais grupos sempre tiveram como oposição outros grupos dominantes ou que se tornavam dominantes quando alcançavam o poder. A grande diferença com relação aos movimentos consensuais gerados pelas redes sociais da internet é que estes não têm donos dominantes, ou têm apenas lideranças ocasionais que servem mais como organizadoras do que detentoras do poder sobre o movimento.

Diante dessas situações tão inusitadas e sem precedentes na história da humanidade, não temos como avaliar o rumo que elas vão tomar. As expectativas atuais são bem interessantes, pois os movimentos consensuais são bastante dinâmicos e carregados de espontaneidade, o que sempre é um sinal de saúde mental.

4. Manejos, condutas e procedimentos na análise psicodramática (parte 2)[1]

SUBVENÇÃO DA PSICOTERAPIA

É muito frequente a situação em que o cliente não é o responsável pelo pagamento da sua própria psicoterapia. Quando se trata de psicoterapia de crianças e adolescentes, que ainda não possuem renda, é óbvio que seus pais ou responsáveis arquem com a parte financeira.

Quero abordar, aqui, os casos em que alguém que não o responsável direto se propõe a pagar a psicoterapia para outra pessoa. É o caso de parentes, amigos, padrinhos, patrões e afins que resolvem pagar a psicoterapia para um sobrinho, afilhado, amigo, funcionário etc.

Embora, na maioria das vezes, a intenção seja ajudar o protegido, essa colaboração pode ser inócua ou até maléfica, de-

---

[1] Este capítulo é uma continuação do capítulo de mesmo nome publicado no volume IV desta coleção.

pendendo de como o acordo entre o protetor, o protegido e o terapeuta é feito.

Normalmente o protetor paga a psicoterapia do protegido, e o terapeuta acaba sendo apenas comunicado do acordo. É uma combinação em que o protetor entrega, em cheque ou dinheiro, o pagamento da terapia para seu protegido e este o repassa para o terapeuta. Normalmente, não se estipula um prazo para a vigência de tal trato.

Esse tipo de acordo raramente dá certo. Produz uma série de dinâmicas negativas e pode ser um mau começo para a terapia, pelos seguintes motivos:

1. Geralmente, o volume de dinheiro envolvido no processo é muito significativo para o protegido que, pelas próprias circunstâncias, não dispõe dessa quantia – e se porventura dispusesse daria outro destino a ela. Quando ele tem esse valor em mãos, acaba por sentir uma sensação de desperdício de dinheiro e uma consequente desmotivação pelo processo psicoterápico.
2. O protetor sempre tem uma expectativa de mudança de comportamento de seu protegido, bem como de quando essa mudança ocorrerá. Nem sempre as mudanças esperadas se dão no tempo estimado, e muitas vezes elas nem acabam ocorrendo. Isso frustra o protetor, que ao se sentir lesado pode acabar cobrando ou exigindo de seu protegido, e assim interferindo no processo ou até mesmo interrompendo-o.
3. Na medida em que essas situações ocorrem, o protegido acaba se sentindo pressionado a produzir algum tipo de resposta que nem sempre é a verdadeira. Pode também se sentir em dívida com o protetor ou um

peso para este, além de muitas vezes se sentir humilhado pela situação.

Para evitar essas e outras dinâmicas negativas, propomos, na análise psicodramática, a seguinte conduta no caso das terapias subvencionadas:

1. O protetor deve oferecer a psicoterapia como um presente e com tempo determinado a seu protegido. Sugerimos que se ofereça o tratamento como um presente com duração de seis meses a um ano, e que possa ser renovado após esse tempo, dependendo da disponibilidade de ambos.
2. Uma vez que o protegido aceite o presente, o protetor deve estabelecer com o terapeuta uma forma de pagamento, de maneira que o dinheiro não "passe pela mão" do protegido. Afinal de contas, não é gentil dar um presente com a etiqueta do preço no verso! Sugerimos que o protetor faça depósito ou transferência eletrônica diretamente para a conta do terapeuta no fim do mês.

Dessa maneira, eliminamos a maior parte das dinâmicas negativas para ambos os lados. O protetor e seu protegido podem, ao final do tempo estabelecido, refazer ou não o acordo.

O USO DE CELULARES E DE REDES SOCIAIS NA PSICOTERAPIA

O uso cada vez mais constante de celulares e de mensagens eletrônicas, aliado à tendência de não contratar secretárias para os consultórios de psicoterapia, está criando uma série de dinâmicas negativas que interferem e às vezes até inviabilizam o processo psicoterápico.

Lembremos que *o* setting *terapêutico é o espaço virtual ocupado pela relação terapeuta–cliente. Sempre que essa relação for instalada, não importa em que espaço físico, nos encontramos em* setting *terapêutico* (veja página 53, Capítulo 2, do volume IV desta coleção).

Assim, quando falarmos ou trocarmos mensagens com o cliente, e a relação terapeuta–cliente for acionada, estaremos em *setting* terapêutico. É uma grande ilusão o terapeuta achar que vai apenas marcar horários, tratar de recibos ou qualquer outro serviço de secretária com seu cliente por intermédio do celular. Mesmo o terapeuta utilizando esse instrumento como forma de contato estrito, é comum os clientes passarem a usá-lo de forma exacerbada para ter contato com o terapeuta a qualquer momento, do dia ou da noite, fins de semana ou feriados. Esse tipo de contato terapeuta–cliente acaba formando um canal de comunicação paralelo à psicoterapia formal, isto é, às sessões presenciais. Acaba se tornando uma psicoterapia virtual em que o controle do *setting* está nas mãos do cliente e não do terapeuta. Isso favorece atuações em diversos níveis de intensidade, principalmente as atuações histéricas e psicopáticas. A situação se torna ainda mais contaminada quando o terapeuta fornece ao cliente o número do seu celular.

O ideal é que assuntos como agendamento de horário de sessões, justificativas de não comparecimento, trocas de horário, questões relacionadas a recibos e pagamentos, guias de convênios, solicitação de receitas etc. fiquem a cargo de uma secretária, liberando o terapeuta para tratar das dinâmicas psicoterápicas ou psiquiátricas do caso, além de evitar uma série de dinâmicas paralelas que podem atrapalhar – e atrapalham – o bom andamento da psicoterapia.

Na impossibilidade de ter uma secretária para tais serviços, sugerimos que o terapeuta mantenha um aparelho celular só para atendimento de clientes. Esse aparelho não deve ser atendido pelo terapeuta, deve apenas receber e armazenar as mensagens dos clientes, e estas devem, se necessário for, ser retornadas pelo terapeuta em seu horário habitual de trabalho e não à noite ou aos domingos e feriados. Na mensagem deixada na secretária do celular devem constar números de telefone dos hospitais e prontos-socorros que atendam urgências psiquiátricas.

Assim, o celular passa a ser uma "secretária eletrônica" do terapeuta, o qual pode retornar, no devido momento, as mensagens que julgar necessário. Como em psicoterapia raramente existem urgências, um telefone de pronto atendimento psiquiátrico é bastante suficiente. As "urgências" que porventura aconteçam são, em sua maioria, atuações histéricas ou psicopáticas – e, como tais, não devem ser complementadas.

A utilização das redes sociais, tipo Facebook e similares, é ainda mais complicada. Na medida em que os clientes começam a frequentar as redes sociais do seu terapeuta, passam a se envolver na intimidade familiar e social deste, onde está desprovido do seu papel profissional. Como já vimos na "parte 1" deste capítulo (publicada no volume IV desta coleção), a relação terapeuta–cliente não é a mesma estabelecida entre amigos ou colegas.

É de grande importância, na relação terapeuta–cliente, o estabelecimento do *setting terapêutico*. Como já dito, determinados clientes ou clientes em certas fases da terapia não estão em condições de separar a figura idealizada da pessoa humana do terapeuta. Mais ainda, em determinadas fases o cliente necessita que a imagem do terapeuta seja um pouco idealizada. Na medida em que o cliente tem acesso ao tipo de intimidade que a rede social oferece, o risco de contaminação é muito grande, pois o terapeuta não tem controle do tipo de cliente nem da fase em que ele se encontra. Todos nós sabemos que senhas e outras medidas de segurança são bastante precárias em se tratando de computadores.

O melhor é que o terapeuta se abstenha de utilizar esse tipo de comunicação. Se houver necessidade, o ideal é utilizá-la somente com temas profissionais ou pertinentes à profissão, ou então temas da vida do terapeuta que sejam de domínio público.

O PERFIL DE PERSONALIDADE DO CLIENTE NAS CORPORAÇÕES

Esse é um tema que ocorre com bastante frequência no andamento das psicoterapias. Independentemente dos aspectos neuróticos de relacionamento, os clientes acabam se atrapalhando com situações de promoção e de direcionamento de carreira por não terem uma boa noção dos traços de personalidade exigidos pelos estágios de uma carreira corporativa. Verificamos que essa confusão não é só do empregado: é, também, de grande parte das empresas, que não têm regras claras nem aspectos definidos para cada patamar da carreira. As seleções e promoções são feitas sem um critério; ou, então, com tantos e diferentes critérios que, no fim, acabam sendo feitas por tentativa e erro.

Os critérios de avaliação vão desde os empíricos – tempo de casa, amigo do chefe, querido pelos funcionários, parentesco, honestidade etc. – a alguns extremamente sofisticados – baterias de testes psicológicos, estudo profundo da personalidade e até mesmo contratação de consultorias especializadas. Na análise psicodramática, identificamos quatro tipos de características necessárias para os patamares de uma carreira corporativa:

Perfil do técnico – Um bom técnico é o indivíduo que tem uma relação íntima e competente com o objeto do trabalho. Gosta e entende do trabalho que faz, é curioso, gosta de se aprimorar, é caprichoso e persistente. Como sua principal relação é com o objeto do trabalho, nem sempre se relaciona bem com as pessoas. É respeitado pela competência e transmite segurança profissional.

Perfil do gerente – É o indivíduo que entende de gente e de como conduzir e motivar as pessoas. Deve ter uma noção do objeto do trabalho (técnico), mas sua função é criar as condições necessárias para que os técnicos desempenhem suas funções. Precisa saber escolher e motivar os técnicos, manter com eles uma relação amigável, interessar-se por seus problemas profissionais e até mesmo pessoais e fazer que se sintam confortáveis com a empresa e com seus pares. Deve ser uma pessoa flexível, bom ouvinte e didático no passar as informações, pois faz a ponte entre a direção da empresa e o corpo técnico. Como sua principal relação é com pessoas, deve ser de fácil relacionamento. Deve ser o "cara legal".

Perfil do diretor – É o indivíduo que vai impor e exigir o cumprimento das metas da empresa. Deve saber pressionar, premiar, promover, punir ou demitir, sempre com foco no rendimento do trabalho da empresa. Embora muitas vezes seja o indivíduo temido, não deve se constranger em ser o antipático ou o "cara ruim". Tem de pressionar os gerentes para que estes façam a roda girar. É o indivíduo que executa a política salarial, social e profissional da empresa. Sua principal relação é com as regras, normas e rendimento da empresa, e não com as pessoas. É o responsável pela relação com as entidades de classe (sindicatos) e os órgãos governamentais, sempre com o intuito de viabilizar o bom andamento e a sobrevivência da empresa.

Perfil do presidente – É o indivíduo que vai traçar a estratégia da empresa. Precisa entender do mercado, das possibilidades, da concorrência, dos aspectos políticos, das oportunidades e com isso vislumbrar os caminhos que a empresa deve seguir. Deve ter uma visão macroscópica do todo e da localização, da fragilidade e do potencial da empresa. Sua principal relação é com o mercado e com municípios, estados, países e comunidades em que a empresa pode se estabelecer e prosperar. Tem de ser um indivíduo político e de muito boa apresentação social. Ele é "a cara da empresa".

Assim, podemos deduzir que nem sempre um bom técnico será um bom gerente, nem um bom gerente será necessariamente *um bom diretor, e que também não é porque o indivíduo foi um bom diretor que será um bom presidente, pois as qualificações exigidas para cada função são diferentes.*

São muito comuns as reclamações dos técnicos a respeito de seus gerentes não serem bons tecnicamente. A resposta se torna óbvia: a função deles é escolher e motivar os bons técnicos para o trabalho!

Também é comum ouvir que todo mundo tem medo daquele diretor, que é muito exigente. A resposta é que essa é exatamente a função dele!

Que aquele presidente não conhece o "chão de fábrica", só quer saber de política e de reuniões de mercado. A resposta é que não é função dele conhecer o "chão de fábrica", para isso tem o gerente!

Que aquele gerente não é simpático, só quer cobrar metas e não pensa nas pessoas, tendo olhos só para o rendimento da empresa. A resposta é que ele está na função errada, ele deveria estar em função de diretor e não de gerente!

Ou ainda que aquele técnico só quer se relacionar, conhece todo mundo, sabe dos problemas do departamento, mas deixa para trás o trabalho específico dele. A resposta é que ele está na função errada, não é um bom técnico, mas pode vir a ser um bom gerente! E assim por diante...

As relações compartilhadas

A tendência humana é de viver em sociedade, e a vida social envolve graus variáveis de situações e de relações compartilhadas. Na vida em sociedade, o direito do indivíduo e o individualismo têm de ceder lugar ao direito do grupo e da própria coletividade. Frequentemente, as leis e as normas são estruturadas em função da comunidade, e não do indivíduo em particular. Dentro desse universo social, focaremos algumas relações compartilhadas de interesse psicoterápico.

Relação de casamento – É uma relação compartilhada cujo objeto da partilha é a condução da própria vida do casal.

Relação societária – É uma relação compartilhada cujo objeto da partilha é um negócio, um projeto, uma aventura, um empreendimento etc.

Dessa forma, podemos dizer que o casamento é a relação compartilhada mais completa que existe, porque envolve a partilha da própria vida e tudo que a ela se refere. As relações afetivas e as afetivas/sexuais envolvem grande troca de intimidade e de compromissos sem, contudo, ter uma partilha da condução da vida. Estão nesse contexto as relações de amizade e as relações de amantes.

Relações de amizade – Embora de grande envolvimento afetivo e alto grau de cumplicidade e confidencialidade, não envolvem uma partilha da condução da vida.

Relações de amantes – São relações amorosas de cunho *sexual e afetivo, envolvendo dinheiro ou não, com graus diferentes de compromisso, mas sem a partilha da condução da própria vida.*

Há outras relações que, apesar de terem objetivos comuns, não envolvem relacionamento afetivo ou afetivo/sexual nem comportam o quesito compartilhamento. São as relações operacionais ou de equipe (jogadores de um time esportivo, viajantes de uma excursão, membros de algum clube, funcionários de uma empresa, grupos de trabalho operativo, professores de um colégio, membros de uma categoria profissional, sindicatos, corporações militares ou civis etc.). São relações em que a realização de um objetivo externo é a motivação relacional.

Relações operacionais ou de equipe – São relações *em que a realização de um objetivo externo é a motivação principal. O aspecto afetivo pode ocorrer, mas não é o componente principal. A principal motivação é o interesse na realização do projeto proposto.*

Existem, atualmente, muitos casais que moram juntos e se dizem casados, mas na verdade têm apenas uma relação de amantes ou então uma relação societária na qual a relação de partilha é o fato de morar junto e não a partilha da própria vida. São, em sua maioria, casais jovens nos quais cada parceiro está mais preocupado com a carreira profissional; muitas vezes, continuam com amigos e programas da época de solteiros e não fazem planos nem compartilham projetos. A parte compartilhada acaba sendo a divisão de despesas e alguns amigos comuns, o que se caracteriza como uma relação societária.

Encontramos, também, principalmente entre casais mais velhos, aqueles que tiveram um casamento compartilhado centrado sobretudo na criação dos filhos e na estruturação de patrimônio. Nessa jornada de criar filhos e formar patrimônio, é muito comum ocorrer um afastamento do casal como homem/mulher e mesmo como cúmplices no restante da vida social e profissional. Quando os filhos ficam emancipados e o patrimônio fica estabilizado, entram num grande vazio, pois não houve um partilhar da vida como um todo. Nesses casos, acaba ocorrendo uma separação ou, então, o casamento se torna apenas uma relação societária.

Um dos grandes problemas atuais diz respeito à partilha nos casamentos homoafetivos. As relações homoafetivas nunca foram muito estáveis, chegando a ser consideradas promíscuas, marginais e até mesmo ilegais (em alguns países). Com a diminuição dos preconceitos sociais e o aumento da tolerância social com os homossexuais, as relações começam a ser mais estáveis, chegando mesmo a ser institucionalizadas, como os *casamentos homoafetivos*.

Dessa forma, não existiam, e em muitos casos ainda não existem, uma tradição, um comportamento, regras e até mesmo leis em relação à parte compartilhada das relações homoafetivas.

A relação compartilhada, nos casamentos tradicionais entre homem e mulher, vem de muitos séculos de história. A partilha da condução da vida, nesses casamentos, está carregada de tradições. O comportamento do casal e as funções dos parceiros são definidos pela tradição, pelas normas e pelas leis reguladoras dos casamentos. As tradições são principalmente de cunho religioso e determinam de forma bastante clara as funções do homem e da mulher, chegando mesmo a detalhes da vida íntima afetiva e sexual do casal. As leis reguladoras são de cunho social, material e patrimonial e variam conforme a estrutura social e cultural dos diversos países. Assim, quando um homem e uma mulher se casam, já encontram um roteiro de comportamentos previamente estabelecidos e de leis reguladoras já definidas que dimensionam e orientam o aspecto conjugal (parte compartilhada) da relação.

Nas relações homoafetivas estáveis, o cenário é bastante diferente. A maioria das religiões não aceita e até condena de forma veemente esse tipo de relação. Não existe uma cultura social estabelecida sobre relações homoafetivas compartilhadas. Não existe uma tradição de como se comportar socialmente perante um casal homoafetivo. Não existe, ainda, amplo amparo legal, e as leis regulatórias sobre as relações homoafetivas compartilhadas ainda são incompletas e não são aceitas em muitos países e comunidades.

Por isso, deparamos com situações embaraçosas, cômicas e até mesmo dramáticas no trato com casais homoafetivos. Por exemplo: como apresentar o casal? Não existe, ainda, uma terminologia própria, e a transposição da terminologia dos casais heterossexuais soa deveras estranha. A Luíza é "marido" da Ana Cláudia?! Ou o José Carlos é "mulher" do Henrique?! Como convidar para eventos sociais como aniversários, formaturas, casamentos etc.? O convite para um é extensivo ao outro? O casal pode ser "padrinho" e "madrinha" no casamento?! O José Carlos pode frequentar o clube de que o Henrique é sócio, na condição de parceiro? A Luíza pode ser atendida pelo plano de saúde da Ana Paula como sua parceira? O Henrique é herdeiro do José Cláudio? O filho de inseminação da Ana Paula pode ser registrado pelo casal Ana Paula e Luíza? Quem paga a conta do restaurante? Quem sustenta quem? Quem é o/a "cabeça do casal"? Quem é o provedor responsável? E dezenas de outros quesitos.

Diante de todos esses questionamentos, fica mais difícil o casal homoafetivo conjugar e exercitar o "nós". Em outras palavras, a parte conjugal da relação, que nos casais heterossexuais é facilitada pelo enquadramento religioso, social e legal, é enormemente dificultada nos casais homoafetivos pela falta de enquadre religioso, social e legal.

Na medida em que as relações homoafetivas vão saindo do campo da marginalidade e da promiscuidade e sendo aceitas e legalizadas, esses temas começam a aparecer com bastante frequência nos processos de psicoterapia e de psicoterapia de casal. Uma vez que não existe tradição cultural bem estabelecida e o amparo legal ainda é incipiente, os terapeutas devem se basear nos conceitos de *relações compartilhadas e no próprio bom-senso*.

A PSICODINÂMICA NO USO DAS DROGAS PSICOATIVAS

Chamamos de psicoativas as drogas cujos componentes alteram de maneira direta o metabolismo cerebral. São inúmeras as drogas que agem diretamente no metabolismo cerebral, mas nosso interesse está localizado nas drogas que viciam ou causam algum tipo de dependência no indivíduo. Dentre estas, abordaremos algumas de maior importância no processo de psicoterapia e as dividiremos em drogas *euforizantes, relaxantes* e *alucinógenas*.

Drogas euforizantes

Produzem, em geral, sensação de euforia e de bem-estar, clareza de pensamento, aumento do estado de alerta e da sensação de prazer, coragem e presteza de ação, ausência de sono e de fome. Agem principalmente nas sinapses neuronais, inibindo a reabsorção dos neurotransmissores – mesma forma de ação de muitos antidepressivos – e assim aumentando a oferta de *serotonina, noradrenalina* e *dopamina*. São potencialmente viciantes e de difícil controle terapêutico.

PSICODINÂMICA

São drogas que dificultam e até mesmo impedem o contato com conteúdos depressivos oriundos do mundo interno do indivíduo. Lembremos que, na análise psicodramática, a depressão neurótica é *o chamado do psiquismo para que o indivíduo tenha um "cara a cara" com seus conteúdos internos, e que o resultado desse "cara a cara"* leva a uma depressão de constatação (saudável).

Podemos dizer, portanto, que *as drogas euforizantes impedem o indivíduo de tomar conhecimento e de tratar seus conteúdos depressivos*.

Quanto mais utiliza a droga euforizante, mais distante ele fica de estabelecer contato com seu mundo interno, e cada vez precisa de mais droga para conseguir o mesmo efeito. Assim, o vício vai sendo cada vez mais consolidado. Esse aumento de dosagem acaba por produzir uma série de efeitos nocivos como: microlesões cerebrais, perda de memória, desidratação, hipertermia, anorexia, decadência física e psíquica, convulsões, parada cardiorrespiratória e morte. Esse aumento de necessidade da droga pode produzir situações de *overdose* e morte.

As drogas euforizantes mais comuns em nosso meio são:

Cocaína – Alcaloide extraído do éster do ácido benzoico da folha da coca. É utilizada em forma de chá ou mascada nas regiões andinas do Peru e da Bolívia. É utilizada por aspiração (cheirar cocaína) ou injetada na veia. Aumenta a oferta da noradrenalina e da dopamina nas sinapses neuronais.

Crack – É a combinação de cocaína com bicarbonato de cálcio formando pedras que são fumadas. Também pode ser injetado. É mais barato que a cocaína e atinge as classes mais pobres. Produz efeitos semelhantes aos da cocaína, mas mais rápidos, intensos e menos duradouros.

Ecstasy – É um poderoso estimulante do sistema nervoso central, aumentando a oferta dos neurotransmissores serotonina, noradrenalina e dopamina. Produz grande euforia, sensação de bem-estar e alterações da percepção sensorial. É muito utilizado nas baladas e *raves*.

Anfetaminas – São estimulantes do sistema nervoso central. Já foram utilizadas como anorexígenos em regimes para emagrecer, bem como para diminuir o cansaço e o sono. Deixam a pessoa "ligada" e "elétrica". Atualmente, estão proibidas ou muito controladas. Foram vendidas com os nomes comerciais de Inibex, Hipofagin, Desobese, Pervintin etc. O uso abusivo vicia e pode ocasionar danos cerebrais.

Tratamento

As visões da psiquiatria clínica e da psicoterapia dinâmica na análise psicodramática são muito diferentes, bem como as estratégias psicoterápicas.

Segundo a psiquiatria clínica, o problema é a adição à droga, e o tratamento consiste em retirá-la e cuidar dos sintomas decorrentes (desintoxicar). Valorizam-se muito a ação metabólica da droga e os efeitos decorrentes da utilização. Muitos psiquiatras atribuem uma série de comportamentos, posturas e sintomas do viciado ao efeito do vício, adotando uma postura moral e demonizando a própria droga. Dessa maneira, acabam por responsabilizar o vício e não o viciado por seus atos e atitudes. Para eles, a patologia está na ingestão da droga pelo indivíduo; não se preocupam com as possíveis causas psicológicas envolvidas.

Na visão psicodinâmica da análise psicodramática, entendemos que:

1. A patologia é a resistência que o indivíduo apresenta em se autoconectar e assumir seus conteúdos depressivos internos do tipo: irresponsabilidades, inconsequências, fracassos, egoísmos, descaso para com os outros, injustiças, ingratidões, desonestidades etc. Ao se voltar para dentro de si e encarar esses conteúdos, o indivíduo entra numa depressão de constatação e tem a oportunidade de modificar suas condutas e ações.
2. A ingestão da droga euforizante impede esse contato do indivíduo com seu mundo interno. Dessa forma, ele

não assume suas responsabilidades e muito menos seus conteúdos emocionais. Assim, ele não tem oportunidade nem empenho de se modificar ou modificar suas posturas e condutas.
3. Grande parte das condutas marginais, egoístas, irresponsáveis, inconsequentes, desonestas etc. do viciado em drogas euforizantes faz parte da personalidade desse indivíduo, não sendo consequência da ingestão da droga. Ou seja: o "vilão" é a personalidade do viciado e não a droga que ele consome.
4. Nós, da análise psicodramática, além de valorizar os efeitos e consequências da ingestão, inalação ou injeção da droga, valorizamos sobretudo a *função psicodinâmica da droga euforizante*.
5. A estratégia psicoterápica, na análise psicodramática, é:

   a. Clarear a função psicológica da droga, que é impedir o contato com o mundo interno e estimular o cliente a encarar seus conteúdos até então evitados.
   b. Tratar, com as técnicas psicoterápicas adequadas, a identificação, origem e assimilação desses conteúdos.
   c. Medicar e desintoxicar o cliente se houver necessidade. E recorrer à internação se for necessário.

Drogas relaxantes

São drogas entorpecentes do sistema nervoso central (SNC) que produzem sensações de entorpecimento, alheamento, indiferença psíquica, bem-estar, relaxamento mental, estado contemplativo e onírico, além de diminuição da memória de curto prazo. Servem como uma rota de fuga da realidade e principalmente de uma realidade em conflito. Podem diminuir bem a agitação mental e os conflitos cognitivos. São potencialmente viciantes e algumas delas de difícil tratamento.

Psicodinâmica

Ao entorpecer o SNC, tais drogas reduzem o contato com os conflitos intrapsíquicos, com a agitação mental, com os pensamentos conflitantes e com a consciência dos desafios da realidade cotidiana. Funcionam, para a consciência, como uma rota de fuga dos problemas, das responsabilidades e até do próprio cuidado e da autoproteção. Criam um estado de indiferença psíquica em que os conflitos são minimizados, evitados e até esquecidos. O abuso dessas drogas (vício) acaba produzindo perda de apetite e de memória, apatia (diminuição do pragmatismo), rebaixamento intelectual e degradação física e mental.

As drogas relaxantes mais utilizadas em nosso meio são:

Álcool – É utilizado como relaxante por ser depressor do sistema nervoso central. Pode ser usado de várias maneiras e ser objeto de compulsões e dependências. Depois de uma euforia inicial, que diminui a autocensura (o superego é solúvel em álcool!), sobrevêm sonolência e apatia. É muito utilizado para diminuir ou parar a agitação mental e causar o sono.

Maconha – Produzida a partir da *Cannabis sativa*, tem como princípio ativo o tetra-hidrocanabinol (THC). Produz sensação de bom humor, relaxamento, euforia, diminuição de memória e da agitação mental, estado contemplativo, além de crises de fome (larica). É fumada como cigarro (baseado).

Heroína – Derivada do ópio e da morfina, é um poderoso entorpecente do sistema nervoso central. Produz sensação de prazer intenso (parecido com o orgasmo) e age no sistema límbico e no neurotransmissor da dopamina. Causa também sedação, indiferença, embotamento mental, sonolência e desinteresse pela vida.

Ópio – Extraído do bulbo da papoula, é um narcótico que entorpece o córtex e o sistema nervoso central. Causa sensação de euforia, estados oníricos, rebaixamento da consciência e decadência física e intelectual, bem como uma sensação contemplativa e de desinteresse pela vida.

TRATAMENTO

No caso do vício em drogas relaxantes, a diferença de visão e postura entre a psiquiatria clínica e a psicodinâmica na análise psicodramática é a mesma já descrita anteriormente neste capítulo, no item "Tratamento" das drogas euforizantes.

Na visão psicodinâmica da análise psicodramática:

1. A verdadeira patologia é a resistência do viciado contra encarar e assumir sua realidade cotidiana (preocupações profissionais, afetivas, financeiras, sexuais, familiares etc.) e a dificuldade de resolver os conflitos intrapsíquicos (divisões internas, figuras internalizadas em bloco, vontades e pensamentos conflitantes, defesas mentais do tipo ideias obsessivas, depressivas e paranoides etc.) que produzem agitação e desorganização mental.
2. As drogas relaxantes servem como alívio e postergação para o viciado, que dessa maneira não é confrontado com a necessidade de assumir ou tratar sua realidade em conflito. Podem se tornar uma rota de fuga constante, persistente e às vezes permanente para esse processo de evitação.

3. A *função psicodinâmica das drogas relaxantes* é oferecer ao viciado um mecanismo de evitação e uma rota de fuga das preocupações da realidade (angústia circunstancial e existencial), bem como dos aspectos conflituosos que provocam agitação mental e psíquica (angústia patológica).
4. A estratégia psicoterápica, na análise psicodramática, é:

   a. Identificar e clarear a função psicológica da droga, verificar se está a serviço de evitar questões de mundo externo, como conflitos circunstanciais ou existenciais, ou de mundo interno. Confirmar se existem conflitos tanto de mundo interno como de mundo externo, acoplados.

   b. No caso de conflitos de mundo externo (angústia circunstancial), promover uma psicoterapia breve, de mobilização de todos os recursos da parte sadia do cliente para resolvê-los. Em caso de conflitos existenciais, auxiliar o cliente a reorganizar seu projeto de vida ou a parte dele que está em conflito. Em ambos os casos, utilizar medicação sintomática, principalmente para controlar ansiedade e angústia, até o equacionamento da questão. A medicação sintomática substitui a droga viciante.

   c. Em caso de conflitos de mundo interno (angústia patológica), promover psicoterapia com abordagem intrapsíquica, com as técnicas pertinentes para identificar e desmobilizar os conflitos. Utilizar as medicações indicadas para cada caso.

   d. Se o cliente, além disso, estiver muito intoxicado, pode se utilizar o recurso de internação e desintoxicação.

Drogas alucinógenas

Provocam uma estimulação alucinógena no sistema nervoso central, agindo nos neurotransmissores da serotonina e da dopamina. Podem produzir imagens oníricas, alucinações visuais, hiperatividade, aumento dos sentidos, alteração da percepção do tempo, da atenção e da cognição.

Psicodinâmica

As drogas alucinógenas facilitam o contato com o mundo interno do indivíduo por meio de imagens oníricas e alterações da percepção e da autopercepção. Tornam o inconsciente acessível. Em indivíduos saudáveis e equilibrados, esse contato pode ser benéfico. Esse tipo de droga já foi, inclusive, utilizado como instrumento psicoterápico. Em indivíduos pouco saudáveis e desequilibrados, pode produzir desorganizações psicológicas e psiquiátricas (surtos psicóticos ou esquizomorfos).

São inúmeras as drogas que produzem alucinações. As mais comumente utilizadas são:

LSD – ácido lisérgico – É um alcaloide alucinógeno, a dietilamida do ácido lisérgico. Age sobre a serotonina e a dopamina, causando alucinações oníricas, alteração dos sentidos e hiperatividade. Produz "viagens/*trips*", boas ou más. Em determinados indivíduos, pode causar crises de pânico, síndrome serotoninérgica ou surtos psicóticos.

Ayahuasca/daime – Derivado de um cipó da Amazônia, é uma bebida muito utilizada como droga em rituais religiosos em alguns países da América do Sul, principalmente Peru, Bolívia, Colômbia, Equador e Brasil. Produz alucinações psicodélicas, efeito hipnótico e alterações da percepção e da cognição. Age principalmente sobre a serotonina.

Mescalina – É um alucinógeno natural extraído do cacto *peyote*. Causa introspecção, alucinações visuais em cores brilhantes, euforia, alterações tácteis e na percepção do tempo, da atenção e do autocontrole.

Tratamento

Nesses casos, o tratamento não diz respeito ao indivíduo estar viciado no alucinógeno, e sim às consequências que ocorrem ou ocorreram pela ingestão da droga. A maior parte das ocorrências está relacionada ao *contato brusco com material do inconsciente e do subconsciente, em forma simbólica, onírica e psicodélica, sem uma devida preparação prévia do indivíduo*.

O contato com o mundo interno do cliente produzido pelo uso indiscriminado da droga alucinógena pode ativar, de forma brusca e desorganizada, as vivências depositadas na primeira e na segunda zonas de exclusão, desorganizando o conceito de identidade (em diversos níveis de gravidade) e acionando todo o arsenal defensivo do psiquismo. As consequências mais comuns são crises de desorganização do conceito de identidade, crises de pânico (síndrome do pânico), mobilização de defesas intrapsíquicas (histéricas, conversivas, fóbicas, contrafóbicas, psicopáticas, de atuação, de ideias depressivas, de ideias obsessivas ou de rituais compulsivos), de defesas esquizoides (personagens, robotização, petrificação ou coisificação), de defesas esquizofrênicas (hebefrênicas, catatônicas ou paranoides), de defesas dissociativas e até mesmo psicossomáticas.

Essas vivências, afloradas de forma brusca e caótica, podem tanto produzir distúrbios psíquicos passageiros, que nem necessitem de tratamento especializado, quanto gerar graves distúrbios na personalidade, de longa duração e de difícil tratamento.

A estratégia psicoterápica na análise psicodramática é:

a. Esclarecer que o fenômeno em processo está relacionado a conteúdos do mundo interno do cliente que foram desencadeados pela utilização da droga alucinógena.
b. Estabelecer uma medicação adequada e sintomática para a angústia e a desorganização psíquica.
c. Iniciar um processo psicoterápico para decodificar, identificar e integrar as vivências que vieram de forma caótica e simbólica, tanto da primeira como da segunda zonas de exclusão.

A PSICODINÂMICA NOS VÍCIOS – COMPULSÕES, DEPENDÊNCIAS E DESLOCAMENTOS DE PRIVAÇÕES

Quando rotulamos um indivíduo de viciado ou portador de um vício, não estamos definindo uma psicodinâmica específica, mas determinado tipo de comportamento repetitivo e sem uma explicação plausível.

Na análise psicodramática, dividimos esses comportamentos de acordo com a psicodinâmica envolvida nessas ações. São três as psicodinâmicas – compulsões, dependências e deslocamentos de privações –, e elas explicam a maior parte dos "vícios" de comida, bebida, tabagismo, jogos, compras, sexo etc.

No que diz respeito às compulsões e dependências, verificar o Capítulo 6 do meu livro *Sonhos e psicodrama interno na análise psicodramática* (Ágora, 1996). A parte das compulsões está reescrita no Capítulo 9 ("A psicodinâmica das divisões internas") do livro *Psicopatologia e psicodinâmica na análise psicodramática*, volume I (Ágora, 2006).

Recordemos que:

Compulsões – É a única das três dinâmicas descritas em que *"o indivíduo quer parar com o vício, mas não consegue"*.

Portanto, embora a vontade seja de parar o vício (de comer, beber, fumar, jogar, comprar, fazer sexo etc.), existe um impedimento interno, além da consciência, que não permite. A psicodinâmica da compulsão é a de uma *divisão interna corporificada na qual existe uma autocensura × um ato compulsivo*. O desdobramento do ato compulsivo evidencia uma *figura de mundo interno permissiva*. A autocensura se transforma numa verdadeira *ressaca moral* após o ato compulsivo ser efetivado, mas nunca durante a realização.

O *objeto da compulsão* passa a ser apenas *a forma de acessar as sensações ligadas à figura permissiva*.

Dessa maneira, a divisão interna corporificada é transformada em uma divisão interna comum entre autocensura (FMI ou verdadeiro Eu) × figura permissiva (sempre uma FMI).

Veja os capítulos acima citados.

Dependências – Na dinâmica da dependência, *"o indivíduo não quer parar com o vício embora saiba que precisa parar"*.

Portanto, embora a vontade não seja de parar (de comer, beber, fumar, jogar, comprar, fazer sexo etc.), existe uma consciência da necessidade de fazê-lo (por motivos de saúde, financeiros, adequação, morais etc.). A psicodinâmica da dependência é a de um *vínculo compensatório, que pode ser de ingeridor, defecador ou urinador*.

Dessa forma, o *objeto da dependência* fica investido numa *função delegada*.

Por exemplo, cada vez que eu como, sinto-me cuidado e protegido (função delegada de ingeridor para a comida); se paro de comer, começo a me sentir desamparado e não cuidado. Sempre que tenho de agir ou me organizar, preciso antes fumar (função delegada de urinador para o cigarro); se paro de fumar, sinto-me perdido, apático e não consigo me organizar. Cada vez que vou apresentar uma palestra ou fazer uma prova, preciso beber algo antes (função delegada de defecador para a bebida); se não beber, sinto-me julgado e não consigo me comunicar, as ideias não aparecem.
Veja os capítulos acima citados.

Deslocamento de privação – No deslocamento de privação, *"o indivíduo não quer parar o vício porque ele é prazeroso, mas tem a noção de que muitas vezes se torna prejudicial".*

Podemos falar de vários tipos de privação, tais como: afetiva, sexual, de realização profissional, de lazer, financeira, material, entre outros. Uma das maneiras mais comuns de tentar solucionar uma privação é resolvendo-a ou procurando algum tipo de compensação para diminuir a sensação da privação.

Dependendo da privação, sua resolução pode ser difícil e às vezes até mesmo impossível. Os *mecanismos compensatórios apenas aliviam a sensação de privação, mas não proporcionam uma sensação de prazer equivalente.* Alguns exemplos:

MARIANA está casada há 18 anos e tem uma vida sexual bastante medíocre com o marido, que muito raramente a procura. Ela se sente pouco realizada como mulher, embora bastante realizada como esposa e mãe. Ao anoitecer, Mariana sente uma necessidade muito grande de comer alguma coisa doce. Está engordando e muito preocupada com isso.

No levantamento histórico, Mariana lembra que muitas vezes não conseguia dormir por estar com muito "tesão sexual"; tinha fantasias eróticas. Só conseguia dormir depois de ir à cozinha, preparar e comer um doce (sorvete com calda de chocolate). Entendemos, até aqui, que Mariana estava utilizando um mecanismo compensatório, usando o doce como gratificação substitutiva da gratificação sexual.

Com o passar do tempo e com a dificuldade de modificar a relação conjugal, Mariana foi deixando de sentir falta de sexo e mesmo de sentir "tesão sexual", mas passou a sentir um imenso "tesão" de comer algum doce à noite. Muitas vezes, durante o dia "ficava fantasiando, de forma prazerosa, o doce que ia comer à noite".

Entendemos, aqui, que Mariana *deixou de sentir falta de sexo e passou a sentir a falta do doce. O prazer e a gratificação sexual foram substituídos pelo prazer e pela gratificação de comer doce à noite.*

Dizemos, então, que Mariana tem um *deslocamento de privação.*

O objeto do deslocamento de privação, além de diminuir a sensação de privação, produz um prazer equivalente ao envolvido na privação.

Embora Mariana continuasse a sofrer privação sexual, sua grande preocupação não era com a necessidade de comer doces à noite, pois isso lhe dava uma sensação prazerosa, e sim com o fato de estar engordando. A vontade, portanto, era de continuar a comer doces à noite (gratificação sexual deslocada), e a necessidade de parar estava relacionada ao fato de engordar (fator prejudicial estético).

CRISTINA casou-se, ainda adolescente, com um namorado mais velho, que se tornou um homem extremamente bem-sucedido. Ela parecia levar uma vida boa, não precisava trabalhar e não teve uma formação profissional. Sua ocupação era a de mãe de dois filhos e o gerenciamento da casa e da intensa vida social do casal.

Sentia-se meio amortecida em relação à sua vida, nada era muito excitante, tudo era "meio morno". Gostava do marido, mas não era apaixonada por ele. Tinha interesse mediano por sexo e nunca havia tido outro parceiro. Gostava das viagens e da vida social, mas achava tudo muito tedioso. Tinha bom relacionamento com os filhos, mas eles tinham sua vida e suas tarefas. *O grande tesão na vida da Cristina era comer sanduíches do McDonald's!!*

Ela se considerava viciada em McDonald's a ponto de traçar seus roteiros de tarefas de modo a sempre passar por um dos restaurantes e comer um sanduíche. Quando acordava de manhã, era muito prazeroso, um verdadeiro "tesão", traçar seu roteiro do dia passando pela maior quantidade possível de McDonald's.

Entendemos que Cristina vivia em função do marido, dos filhos e das necessidades inerentes ao padrão de vida do casal, e não conseguia imaginar uma possível mudança em tudo isso. *Sua privação era a de não se sentir realizada como pessoa. Seu objeto de deslocamento de privação passou a diminuir a sensação de privação e propiciou um prazer e um "tesão" de vida que poderiam ser equivalentes a uma realização pessoal.*

DANIELA é divorciada e vive com seu filho adolescente. Teve um casamento pouco satisfatório no qual predominara mais o vínculo de conveniência. O relacionamento afetivo-sexual com o marido havia sido pouco satisfatório. Na adolescência, teve um amor platônico. Não teve nenhum relacionamento afetivo-sexual depois de separada. Sua vida consistia no trabalho, na educação do filho e na manutenção das despesas de ambos.

Tinha uma boa relação profissional e trabalhava muito. Não se preocupava em se envolver nem em procurar um novo parceiro.

Seu grande "tesão" e sua fonte de prazer na vida eram as compras, principalmente de objetos de uso pessoal como roupas, sapatos e bolsas. Quando via um objeto de desejo, a ideia de comprá-lo não saía mais de sua cabeça. Passava horas fantasiando a compra, mesmo sabendo que não era absolutamente necessária. Comprar era sua fonte de prazer e muitas vezes de apertos financeiros. A ideia de não poder comprar algo a deixava bastante deprimida e infeliz (voltava a sentir a privação), a ponto de muitas vezes fazer dívidas para realizar o desejo.

Entendemos, durante o processo psicoterápico, que a privação de Daniela era na linha afetivo-sexual, mas principalmente ligada à questão de se entregar ao parceiro. As compras, que no início eram apenas compensações, passaram a ser um deslocamento de privação. Daniela não sentia mais falta de um parceiro, nem no aspecto afetivo nem no sexual. Tanto o tesão como o prazer foram deslocados para as compras.

No final do processo de psicoterapia, Daniela conseguiu se envolver afetiva e sexualmente com um parceiro, e a necessidade de comprar desapareceu. Conseguiu, também, identificar os motivos intrapsíquicos que a impediam de se entregar aos parceiros.

O objeto do deslocamento de privação estava compensando a privação afetivo-sexual e produzindo uma equivalência de tesão e prazer para Daniela. Quando conseguiu vencer o impedimento de se envolver com um parceiro, a privação desapareceu, na medida em que pôde sentir tesão e prazer afetivo-sexual com ele. Com a resolução da privação real, a necessidade das compras desapareceu.

Quadro comparativo da psicodinâmica dos vícios

COMPULSÃO:
O indivíduo *quer parar*, mas *não consegue*.

O *ato compulsivo* se instala sem a presença da censura, ela é posterior.

Existe uma *ressaca moral* após o ato compulsivo.

O objeto da compulsão *põe o indivíduo em contato com a figura permissiva.*

O ato compulsivo encobre uma *figura permissiva* (sempre uma FMI).

É uma *divisão interna corporificada*: censura × ato compulsivo.

DEPENDÊNCIA:
O indivíduo *não quer parar*, mas sabe ou sente que *precisa*.
O objeto da dependência exerce uma *função delegada*.
A dependência é um *vínculo compensatório*.
Não existe ressaca moral.

DESLOCAMENTO DE PRIVAÇÃO:
O indivíduo *não quer parar*, mas sabe ou sente que *precisa*.
O objeto do deslocamento, *além de compensar a privação, permite uma equivalência da vivência de tesão e prazer* que está bloqueada pela privação original.
Sempre está presente uma sensação de *excitamento (tesão) e prazer*.
Não existe ressaca moral.

INDICAÇÃO E AVALIAÇÃO DE PROFISSIONAIS DE PSICOTERAPIA

Indicação de profissionais – Frequentemente, somos solicitados a indicar psicoterapeutas e/ou psiquiatras a clientes, parentes, amigos ou conhecidos. A conduta que orientamos, na análise psicodramática, é avaliar, quando possível, o perfil do cliente, sua faixa de renda e locais mais adequados para então indicar o terapeuta.

Orientamos que a indicação seja de *apenas um nome* com a ressalva de que, se o cliente não conseguir contato ou não simpatizar com o terapeuta, poderá pedir uma nova orientação, que também deverá se constituir de *apenas um nome*.

Condenamos a conduta de fornecer vários nomes de terapeutas e deixar que o possível cliente procure os contatos, pois ela tem se mostrado contraproducente, ao criar uma situação de dúvida de escolha para o cliente, que muitas vezes marca entrevistas com vários profissionais, e uma grande dificuldade de se vincular a qualquer um deles. O cliente fica sempre com a questão: será que escolhi certo? Teria sido melhor com aquele outro? Aquele mais caro não teria sido melhor? Será que a mulher teria sido melhor que o homem ou vice-versa? Etc. Embora a conduta de indicar vários nomes possa ser bem-intencionada, ela pode se mostrar bastante prejudicial e até mesmo inviabilizar o bom andamento da terapia.

Avaliação de tratamentos ou condutas de outros profissionais – Muitas vezes, somos solicitados a (ou mesmo colocados em situações nas quais necessitamos) dar um parecer, avaliar, criticar ou mesmo condenar tratamentos feitos por outros profissionais.

É uma situação delicada do ponto de vista ético-profissional, e para tanto necessitamos ponderar o seguinte:

1. O universo das psicoterapias é bem amplo, pouco sistematizado e muito pouco controlado. Muitas escolas psicoterápicas não têm uma fundamentação teórica

embasada em critérios científicos, algumas são bastante empíricas, filosóficas, individualistas e até mesmo esotéricas. Muitos profissionais não têm formação profissional adequada, outros têm apenas um conjunto de informações técnicas e alguns são, na verdade, "gurus" transvestidos de terapeutas.
2. Não existe um conjunto de normas – e muito menos um consenso a respeito das condutas de atendimento psicoterápico – que represente um ponto de referência. Portanto, não existe nenhum tipo de órgão regulador eficiente para queixas ou reclamações de profissionais não idôneos.
3. Nesse contexto, devemos entender que nossa principal preocupação deve ser com o bem-estar do cliente, e não com os aspectos ligados ao corporativismo. Não devemos, portanto, evitar uma avaliação negativa ou mesmo tomar uma atitude de acobertamento de má conduta profissional de colegas.

De acordo com o exposto acima, a recomendação da análise psicodramática, quando deparamos com condutas nocivas de colegas, é a seguinte:

Evitar, quando possível, uma acusação direta ao colega, baseando-nos no princípio da ética e da boa educação. Explicitar a conduta correta, no contexto da análise psicodramática, e mostrar a diferença de procedimento. Criticar ou condenar a conduta do colega em questão, explicando em linguagem acessível ao cliente os danos que ela pode acarretar nos aspectos psicológicos ou mesmo fisiológicos.

O SETTING *AUTOAQUECIDO E O FUNCIONAMENTO DO ENQUADRE NA ANÁLISE PSICODRAMÁTICA*

A análise psicodramática é uma psicoterapia profunda que abrange tanto o universo relacional como o intrapsíquico. Diferentemente da psicanálise e das psicoterapias psicodinâmicas, ela não necessita de uma frequência rígida de sessões e pode trabalhar com maior flexibilidade nesse sentido, sem prejuízo de sua eficácia. Diante disso, o contrato e o enquadre da terapia vão obedecer a determinados critérios próprios que veremos adiante.

Para uma melhor compreensão, o funcionamento e a abordagem da análise podem ser detalhados como: *núcleo do conflito, material alimentador do conflito (material manifesto)* e *material distante do conflito (material latente).*

Núcleo do conflito – É a situação de vida do cliente que está produzindo angústia patológica, circunstancial ou existencial, e para a qual ele necessita de ajuda. Geralmente, é encarada como uma crise de intensidade variável, conforme a quantidade e qualidade da angústia mobilizada. Essa crise abrange todas as situações que estão diretamente influenciando-a ou sendo influenciadas por ela. O nível de aquecimento é alto e o cliente se encontra empenhado em buscar algum tipo de solução.

Material alimentador do conflito – É o material psicológico de origem intrapsíquica que faz que o conflito não possa ser solucionado pela simples força de vontade ou pelo conhecimento racional. Geralmente, são divisões internas entre o verdadeiro Eu e as figuras de mundo interno (modelos internalizados ou conceitos morais adquiridos). Esse material está numa esfera subconsciente, mas pode ser visualizado e abordado dentro da influência (aquecimento) da crise. Consideramos que faz parte do *material manifesto*. Embora encoberto, está diretamente ligado ao desencadeamento e à manutenção da crise. O trabalho psicoterápico sobre ele tem função resolutiva sobre a crise emergencial.

Material distante do conflito – É o material psicológico e/ou cenestésico de origem intrapsíquica que não está diretamente ligado ao conflito; é considerado *material latente*. Embora não esteja diretamente relacionado ao conflito, faz parte das raízes que o desencadearam. Pouco aquecido ou mesmo desaquecido, esse material necessita ser mobilizado (aquecido) para ser abordado no *setting* psicoterápico.

Consideremos um exemplo hipotético: Carlos. Ele procura a terapia por uma crise profissional devido a conflitos com seu chefe. No *núcleo do conflito*, verificamos uma dificuldade de Carlos com os aspectos hierárquicos, de autoridade e de obediência para com o chefe e com autoridades masculinas em geral. Ao avaliarmos o *material alimentador do conflito*, en-

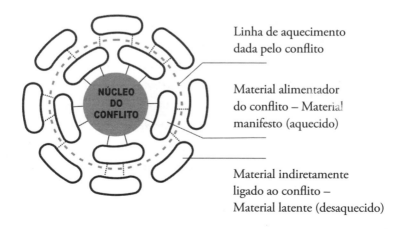

contramos uma dificuldade na relação com o pai, que Carlos enxerga como tendo sido uma figura autoritária – razão pela qual desenvolveu uma sistemática rebeldia e postura de confronto com ele. Esse material intrapsíquico, embora não faça parte do núcleo do conflito, o alimenta. É um material que já se encontra aquecido e facilmente mobilizável.

Ao trabalhar esse conflito (Carlos × pai), ele se dá conta de que na verdade tem muito medo de se sentir submetido. Não quer se parecer com o pai, embora reconheça ter uma série de traços autoritários parecidos que ele sistematicamente rejeita. Ao perceber tudo isso, Carlos se acalma e começa a reavaliar sua relação com o pai e com os princípios hierárquicos e de autoridade. Existem, aqui, um desaquecimento psicológico e uma diminuição da angústia em relação ao conflito, bem como um esvaziamento de conteúdo nas sessões de psicoterapia.

Sabemos que Carlos tem um problema de ejaculação precoce, mas ele relata não o incomodar visto que já está equacionado na sua relação com a esposa. Podemos vislumbrar que, na verdade, existe uma falta de energia masculina no comportamento de Carlos, sendo a mãe a figura mais rígida e autoritária da família e não o pai. Essa mãe agia de modo encoberto e, muitas vezes, atiçava e manipulava o pai, que acabava agredindo Carlos. Sua ejaculação precoce estava ligada ao medo de ser submetido pela figura feminina. Esse material, embora estivesse relacionado com o *material alimentador do conflito e com o próprio núcleo do conflito*, estava desaquecido e, portanto, era um *material distante do conflito (material latente)*. O material não sofreu o aquecimento dado pelo conflito e precisou ser estimulado para se tornar acessível no *setting* terapêutico.

Um dos grandes problemas das psicoterapias processuais com abordagem intrapsíquica é estabelecer um grau de aquecimento dado pela própria terapia para que esta não dependa de crises externas para o aquecimento e a mobilização da angústia patológica.

Na *psicanálise* e nas *terapias de fundo psicanalítico*, esse aquecimento é dado pela utilização da técnica da *interpretação sistemática do material latente*. Muito eficiente, esse aquecimento cria um *setting* que se aquece a si mesmo, dependendo pouco das crises externas. O grande problema que identificamos em tal técnica é a dificuldade e a demora na resolução rápida do núcleo do conflito. É também uma técnica onerosa, demandando uma frequência de sessões muito constante e uma periodicidade entre as sessões bastante curta.

No *psicodrama de grupo*, esse aquecimento é dado pela caixa de ressonância afetiva do grupo, e o material que é latente para um elemento do grupo é manifesto para outro. Dessa forma, o grupo se torna uma entidade que se autoaquece e mobiliza grande diversidade de material. Existem, entretanto, duas dificuldades na terapia de grupo. A primeira é que o terapeuta, para trabalhar material profundo e intrapsíquico, necessita de uma sólida formação em psicodinâmica, que poucas escolas podem oferecer. A segunda é que o trabalho profundo e intrapsíquico com o protagonista é frequentemente interrompido para que se trabalhe a psicodinâmica do próprio grupo, e isso torna o tratamento muito fragmentado.

Nas *psicoterapias de abordagem corporal*, esse aquecimento é dado pela abordagem direta de zonas corporais tensionadas ou de pouca energia e por exercícios corporais específicos. É um aquecimento eficiente que permite um *setting* terapêutico autoaquecido. O ponto fraco desse tipo de terapia é a ausência de um referencial teórico de psicopatologia, o que dificulta o entendimento e a elaboração do material mobilizado, bem como o desmonte de defesas intrapsíquicas.

Na *análise psicodramática*, utilizamos o aquecimento dado pelo conflito para abordar o núcleo do conflito e o material alimentador, e utilizamos a *técnica de decodificação dos sonhos* para aquecer o material latente (distante do conflito). Assim, o *setting* se torna autoaquecido e a frequência e periodicidade das sessões podem ser bastante flexíveis – mais intensas na fase do conflito e mais espaçadas por ocasião do tratamento do material latente.

No caso de Carlos, enquanto eram trabalhados o núcleo do conflito e seu material alimentador, seus sonhos começaram a apresentar dinâmicas ligadas à figura feminina e a dinâmicas triangulares. Entendemos que os sonhos, trabalhados com a técnica de decodificação de sonhos já descrita pelo autor, foram aquecendo o material latente, distante do conflito, e evidenciando a relação de dominação indireta da mãe. Dessa forma, a terapia de Carlos ocorreu em "duas pontas". A primeira foi o trabalho do núcleo do conflito e seu material alimentador, aquecidos pelo próprio conflito; a segunda foi o material distante, aquecido e trabalhado pela decodificação dos sonhos.

Podemos dizer, portanto, que o *setting* foi *aquecido* pelo conflito e se tornou *autoaquecido* pela decodificação dos sonhos.

FUNCIONAMENTO DO ENQUADRE NA ANÁLISE PSICODRAMÁTICA

A análise psicodramática é um processo de psicoterapia bastante jovem. Iniciada em 1994, sua sistematização partiu do psicodrama moreniano, recebendo alguma influência da psicoterapia psicodinâmica de base psicanalítica e, principalmente, das observações clínicas feitas pelo autor.

Os procedimentos do enquadre no processo foram influenciados pela escola argentina de psicodrama, que por sua vez foi também influenciada pela psicanálise. Isso levou inicialmente a um contrato de psicoterapia com sessões semanais ou bissemanais, e com previsão de um processo de longa duração.

Durante esse tempo, observamos que a psicoterapia na análise psicodramática não vem se adequando a esse tipo de contrato. Ela tem apresentado características que já justificam um enquadre próprio.

Temos observado que o embasamento psicodinâmico da análise psicodramática é bastante descomplicado e atinge níveis profundos de abordagem intrapsíquica num tempo razoavelmente curto. Isso tem permitido a identificação e o desmonte das situações de conflito de forma rápida e eficiente, abrangendo o núcleo do conflito e seu material alimentador. Ambos aquecidos pelo próprio conflito.

É um período de intensa atividade terapêutica, necessitando de sessões semanais e até mesmo bissemanais conforme o rendimento do processo.

Após a resolução do conflito, notamos um desaquecimento na atividade psicoterápica. O cliente continua mobilizado, mas não encontra o caminho dos conflitos a ser abordados. Entendemos esse fato como uma falta de aquecimento para que tais conflitos (material latente) sejam mobilizados.

Os clientes que se acostumaram a trabalhar com a decodificação dos sonhos não apresentam esse desaquecimento após a resolução do conflito (material manifesto), pois os sonhos tornam o *setting* autoaquecido e o material latente vai aos poucos tornando-se manifesto.

Já os clientes que não trabalham com seus sonhos não conseguem transformar um *setting* aquecido pelo conflito em um *setting* autoaquecido, e o processo psicoterápico desaquece. Esse desaquecimento explica o grande número de paradas e interrupções que acontecem na análise psicodramática nessa fase. Notamos, também, um alto grau de retorno, para o mesmo terapeuta e com a mesma técnica, diante de outra crise ou outro conflito.

Avaliamos esse tipo de parada como normal, não ocasionada por decepção com o terapeuta nem por mobilização de defesas intrapsíquicas, mas por uma característica da própria técnica.

Para evitar isso, temos modificado o contrato de trabalho psicoterápico para uma frequência maior na fase de resolução do núcleo do conflito e seus alimentadores (uma ou mais sessões semanais) e uma flexibilização do trabalho na fase de desaquecimento (sessões quinzenais ou mesmo mensais), até conseguirmos estabelecer um *setting* autoaquecido (via sonhos) ou a emergência de novo núcleo de conflito, na esteira do material trabalhado anteriormente.

Veja a obra do autor *Sonhos e símbolos na análise psicodramática* (Ágora, 2014).

COMPARAÇÃO ENTRE DEFESA DE IDEIA DEPRESSIVA, DEFESA HIPOMANÍACA E DEFESA PARANOIDE

Virgínia de Araújo Silva

A defesa de ideia depressiva na análise psicodramática é caracterizada como uma *defesa intrapsíquica*, da área mente e estruturada junto com modelo de defecador.

É caracterizada por um debate interminável do indivíduo consigo mesmo, numa aparente tentativa de compreender, explicar e elaborar suas próprias opiniões e condutas. O indivíduo pensa, sente, questiona e analisa, mas não consegue chegar a nenhum *insight* ou conclusão em relação a seus próprios conteúdos internos. Funciona como um "atoleiro mental", ou uma falsa elaboração.

Como sabemos, a *função da defesa intrapsíquica é evitar a conscientização do material excluído depositado na segunda zona de exclusão.*

A defesa de ideia depressiva bloqueia o contato com o material excluído, ligado ao modelo de defecador, criando uma barragem mental de argumentos, contra-argumentos e teorizações que nunca chegam a uma conclusão e sim a um debate sem fim. Ela evita o contato com o material excluído, mas não evita o contato com o sentimento por ele despertado.

Essa barragem mental evita a evidenciação de uma divisão interna ligada ao modelo de defecador. Portanto, evita o contato com uma parte do Eu, que permanece depositada na segunda zona de exclusão.

As defesas paranoides e hipomaníacas funcionam como variantes da defesa de ideia depressiva e obedecem à mesma estrutura básica: uma falsa elaboração manifesta na forma de um debate interno sem fim e totalmente improdutivo.

A defesa paranoide é considerada uma *defesa psicótica*, embora possa ser mobilizada também nos quadros neuróticos. Lembremos que a função da defesa psicótica é *evitar o contato com o Eu por inteiro*, diferentemente da defesa intrapsíquica neurótica, que evita apenas o contato com uma parte do Eu.

A estrutura básica da defesa paranoide é constituída por *um debate sem fim das intenções do outro*. Funciona como um debate mental repleto de análises, considerações, hipóteses e possíveis significados sobre as intenções encobertas dos outros. É caracterizada por uma busca incessante dos significados ocultos e das pistas que revelem a intenção do outro. Dessa forma, toda atenção é dedicada ao outro e qualquer referência ao Eu fica evitada.

Essa barragem de falsa elaboração sobre o outro só tem um significado, que é *evitar o contato com o Eu e com o conceito de identidade ambivalente*. Assim, a angústia resultante da divisão interna esquizofrênica fica evitada.

O fato de identificar a intenção do outro como uma forma de ameaça, de acusação ou de complô faz parte da psicodinâmica da própria psicose.

Lembremos que a defesa paranoide é o debate sem fim e não o conteúdo dele.

Nos casos neuróticos, a defesa paranoide é acionada quando a divisão interna neurótica é muito intensa e a defesa de ideia depressiva é insuficiente para evitar o material excluído. Utiliza-se, então, a defesa paranoide para evitar o contato com o Eu inteiro.

A defesa hipomaníaca é uma defesa intrapsíquica que se caracteriza por uma série de ideias criativas, que vão se sobrepondo numa sequência acelerada sem uma conclusão final. Os processos de criação e elaboração são semelhantes, em sua estrutura, aos da defesa de ideias depressivas, com um agravante de que aqui existe um humor claramente eufórico.

As ideias criativas vão sendo encadeadas de forma tão rápida e acelerada que o observador externo, às vezes, não consegue perceber o debate interno que está ocorrendo.

Na defesa hipomaníaca, as ideias presentes manifestam-se com conteúdos de grandiosidade, idealização e negação da realidade interna e externa, numa postura onipotente e num humor exaltado e eufórico.

Dizemos que, no referencial da análise psicodramática, a defesa hipomaníaca é uma defesa intrapsíquica pelo debate inconsequente sem fim e sem conclusão que evita o contato com o material excluído e depositado na segunda zona de exclusão. Esse material depositado é frequentemente ligado às impotências e aos conteúdos depressivos desse indivíduo. O estado do humor exaltado e eufórico acontece pelo acoplamento de uma *defesa de evitação por emoção reativa, em que a emoção manifesta (euforia) esconde a emoção latente (depressão)*.

Podemos dizer que a *defesa hipomaníaca é composta da junção da defesa de ideia depressiva com a defesa de emoção reativa*.

Assim, a defesa hipomaníaca evita o contato com o material excluído e também com o sentimento por ele provocado.

5. A evolução do cérebro humano

Em 1994, publiquei minha teoria do desenvolvimento psicológico, que chamei de teoria da programação cenestésica. Após 20 anos de alterações e acréscimos, quero apresentá-la novamente.

1. Inteligência biológica × inteligência artificial
A ideia central da teoria da programação cenestésica do desenvolvimento psicológico é: *o cérebro humano é um poderoso computador biológico, autoprogramável, cuja programação acontece junto com sua própria estruturação biológica e funcional.*

Os computadores de silício, que são os principais agentes da inteligência artificial, necessitam de uma programação que "venha de fora" e então passam a acumular e processar dados sempre de acordo com tal programação. Trata-se de um dos ramos mais avançados da engenharia eletrônica e dos processos de automação. O grande anseio de vários grupos de cientistas é conseguir desenvolver um computador que seja similar à inteligência biológica, isto é, que se programe a si mesmo e reajuste suas programações de acordo com seus próprios erros e acertos. Trata-se de um ramo em desenvolvimento, e as máquinas que simulam a inteligência biológica, constituídas de circuitos neurais eletrônicos, ainda são rudimentares. O grande computador biológico ainda é o cérebro humano.

Dividi a programação desse computador biológico em dois grandes blocos: a *programação cenestésica* e a *programação psicológica*.

2. A evolução do cérebro

Antes de falarmos da programação desse computador, vamos fazer um breve resumo do surgimento e da estruturação do cérebro humano tal qual o conhecemos hoje em dia.

A matéria biológica apresenta, entre suas inúmeras características, um grau de organização que lhe confere um *poder computacional*. Lembremos que *o poder computacional da matéria é a capacidade de reunir, armazenar e processar operações lógicas elementares*.

Esse poder computacional é encontrado não só na célula nervosa (neurônio) mas antes mesmo da existência desta. Já encontramos, em organismos unicelulares como o *Paramécium sp.*, reações de aproximação, fuga, procura de alimentos e indícios de algum tipo de memória, o que pressupõe certo grau de organização computacional.

Esse grau de organização celular foi descoberto por meio da observação dos túbulos e dos microtúbulos, que constituem o esqueleto de sustentação celular (citoesqueleto), os filamentos dos fusos das mitoses e meioses celulares, dos dendritos e dos axônios dos neurônios e dos próprios filamentos dos organismos unicelulares.

Esses túbulos e microtúbulos são constituídos de moléculas de tubulina que se apresentam como dois dímeros, alfa e beta, que diferem entre si pela localização de um único elétron capaz de gerar uma carga levemente positiva ou negativa para cada um desses dímeros.

A mudança desse elétron é feita por tunelamento e é praticamente instantânea, possibilitando uma onda de polarização e despolarização que pode ser entendida como uma transportadora de sinais, num código binário de +1 e −1.

Em outras palavras, *o poder computacional da matéria biológica já é identificado na organização molecular (tubulinas), precedendo a formação da própria célula nervosa (neurônio).*

O neurônio é uma célula altamente especializada que apresenta um poder computacional capaz de receber, armazenar, processar e transmitir informações por meio de descargas elétricas mediadas por neurotransmissores, tanto para outra célula neuronal como para qualquer célula do corpo.

Assim, podemos entender que *o próprio neurônio pode ser encarado como um computador biológico, e o cérebro como um enorme computador biológico composto do somatório de milhares, milhões e bilhões de neurônios profundamente ligados entre si, formando uma imensa rede de computação paralela.*

Essa organização molecular, por intermédio de uma capacidade de replicação e transmissão (DNA, cromossomos e genes) e organizada em fenômenos iterativos em que cada evento modifica o evento posterior, produziu uma infinidade de estruturas nervosas, desde aquelas com apenas algumas centenas ou milhares de neurônios interligados até a mais completa que é o cérebro humano, com 100 bilhões de neurônios que conseguem produzir mais de um trilhão de conexões.

Nesse processo evolutivo com duração de milhões de anos, podemos identificar desde a organização molecular mais simples de um organismo unicelular até um organismo de complexidade espantosa como o ser humano, dotado de uma não menos espantosa capacidade cerebral.

Podemos dizer que o cérebro humano é, de acordo com nosso conhecimento atual, o topo do processo evolutivo neuronal entre todas as espécies que habitam este planeta.

A principal diferença entre o cérebro humano, o cérebro dos outros animais e principalmente o dos nossos precursores primatas é o enorme desenvolvimento do córtex cerebral humano, também chamado de neocórtex ou quarto cérebro, composto de aproximadamente 20 bilhões de neurônios com mais de 200 bilhões de conexões.

Esse desenvolvimento do córtex cerebral humano é o responsável pela principal característica humana, a saber: *capacidade de ter consciência de si mesmo e de questionar sua própria origem e evolução.*

3. A formação da personalidade

Entendemos como personalidade de um indivíduo a reunião de todos os componentes responsáveis por caracterizar e determinar seu jeito de ser, sua individualidade. Em termos neurológicos, isso está relacionado com *a formação e posterior fixação de uma enorme rede neural com bilhões de conexões (sinapses) entre bilhões de neurônios. Essa rede pode ser dividida em campos dinâmicos e modificáveis chamados de mapas cerebrais.*

No âmbito da teoria da programação cenestésica, o desenvolvimento psicológico é a *programação desse enorme computador biológico chamado cérebro, que se autoprograma por meio da interação entre um protocolo genético determinado pela evolução* da espécie e uma série de sensações e eventos do ambiente externo que variam de indivíduo para indivíduo.

Dessa maneira, o desenvolvimento psicológico obedece a um aspecto determinista ditado pela espécie – *o desenvolvimento psicológico passa pelas mesmas etapas, independentemente do indivíduo em questão* – e a um aspecto probabilístico (randômico) – *as sensações e os eventos do ambiente externo que interferem no desenvolvimento psicológico* variam de indivíduo para indivíduo.

Em termos neurológicos, essa programação significa a formação de uma enorme rede de ligações entre os neurônios, na qual cada neurônio pode estabelecer algo em torno de 10 mil sinapses.

Até a metade do século passado, acreditava-se na teoria localizacionista, segundo a qual cada área topográfica do cérebro era responsável por determinada função. Com o aprimoramento das técnicas de monitoramento do cérebro, introdução de microeletrodos mais eficientes, ressonância magnética, estimulação magnética transcraniana etc., pôde se observar que o cérebro apresenta enorme plasticidade. Essa plasticidade permite que múltiplas funções sejam realizadas por várias áreas com localizações diversas. É possível observar situações clínicas em que, por lesões ou má formação, áreas cerebrais foram comprometidas e outras áreas acabaram por assumir as funções prejudicadas.

Acreditava-se, também, que os neurônios não se regeneravam e, uma vez mortos, estavam perdidos para sempre. Hoje, temos comprovação de uma neurogênese cerebral. Existem células indiferenciadas (células-tronco) armazenadas na glia que podem se diferenciar a qualquer momento para formar novos neurônios.

Dessa forma, podemos entender que a programação cerebral nada mais é do que a formação dessa rede sináptica e a diferenciação de grupos neuronais que disparam seus potenciais de ação de maneira conjunta, assumindo assim a responsabilidade por determinada função cerebral. Esses grupamentos são chamados de mapas cerebrais, e podem sofrer modificações (plasticidade) no decorrer da vida.

O cérebro comanda todas as funções corporais e também as cognitivas. Ambas fazem parte das características da espécie e estão contidas no protocolo genético, desenvolvido pela evolução e transmitido hereditariamente. Essas funções vão sendo assumidas pelo cérebro durante sua formação e seu desenvolvimento. Estudos mostram situações em que, não havendo o desenvolvimento de algumas áreas cerebrais, funções que normalmente seriam assumidas por elas passam a ser de por outras áreas.

No que se refere ao desenvolvimento psicológico, acreditamos que ocorra da mesma maneira: uma série de vivências é registrada nessa enorme rede neural, formando uma sequência de eventos que vão, por fim, tornar-se a personalidade desse indivíduo.

O cérebro do feto/bebê é extremamente plástico e está disponível para registrar todas as vivências. O registro dessas vivências é feito por conexões entre os neurônios, por meio de numerosas sinapses. Inicialmente, o cérebro oferece inúmeras possibilidades de interconexões. Na medida em que as vivências são registradas e essas conexões são estruturadas, o número de opções diminui formando uma sequência iterativa de eventos, na medida em que cada evento vai influenciar também o registro do posterior. Cada vez que uma sequência de eventos é realçada e registrada, suas outras possíveis opções vão esmorecendo e se encaminham para um "pano de fundo". Assim, vai sendo criada uma sequência histórica em detrimento de outra possível sequência. Esse histórico vai formar a própria personalidade do indivíduo.

Em resumo, o cérebro, que inicialmente apresenta inúmeras possibilidades de interconexões, vai sendo organizado à medida que as funções se desenvolvem e as sinapses e grupamentos neuronais se responsabilizam por essas funções. O cérebro vai se formando e se programando ao mesmo tempo.

Na parte cognitiva vai acontecer o mesmo princípio, ou seja, à medida que as vivências vão sendo registradas, sinapses, conexões e grupamentos neuronais se responsabilizam por elas.

Essas conexões tendem a se enrijecer e se cristalizar conforme são reforçadas pelo uso continuado e as outras possíveis opções vão sendo esquecidas. Esse princípio vale tanto para as funções somáticas como para as psicológicas.

O enrijecimento e a cristalização das conexões e dos grupamentos neuronais que disparam seus potenciais de forma sintonizada formam os *mapas cerebrais*. Por exemplo, o mapa cerebral da mão engloba os neurônios e suas sinapses que disparam de forma sincrônica em qualquer procedimento (tato, apreensão, movimentação, dor etc.) relacionado com a mão. Na hipótese da perda da mão direita, o mapa da mão esquerda sofre um aumento e aquele grupamento de neurônios da mão direita passa a disparar de forma sincrônica com os neurônios da mão esquerda. Dizemos que o mapa cerebral da mão direita foi absorvido pelo mapa cerebral da mão esquerda.

Vejamos, agora, um exemplo relacionado ao córtex visual, que é formado pelos neurônios e conexões (sinapses) responsáveis pelos fenômenos ligados à visão. No caso de uma cegueira, o mapa cerebral da visão, ou seja, todo aquele grupamento neuronal e suas sinapses, passa a sincronizar seus desencadeamentos com o grupamento neuronal responsável pelo tato. Dizemos que o mapa cerebral do tato absorveu o mapa cerebral da visão.

Essa capacidade de mudança das funções neuronais num cérebro já estruturado é o que chamamos de *plasticidade cerebral* e segue o princípio do *"use ou perca"* do cérebro.

Acreditamos que, no tocante aos processos cognitivos, essa plasticidade também acontece, como detalharemos, a seguir, no desenvolvimento psicológico.

Dividimos o desenvolvimento psicológico e a programação cerebral em duas etapas: *a fase cenestésica, que vai das vivências intrauterinas até mais ou menos 2,5 anos de idade; e a fase psicológica, que se inicia com a formação do ego (de 2,5 a 3 anos de idade até o final da adolescência) e se prolonga pela vida toda.*

Ao compararmos a organização do cérebro humano com a existente nos computadores de silício, veremos que a fase cenestésica é comparável à programação do computador que determina como os dados acumulados serão processados. A fase psicológica pode ser comparada ao banco de dados, que no cérebro humano são os registros das inúmeras vivências e aprendizados que serão processados conforme os registros da fase cenestésica.

6. A fase da programação cenestésica

Neste capítulo daremos maior ênfase à parte psíquica, que está intimamente relacionada, na sua própria formação, com as sensações somáticas.

O cérebro humano pode ser comparado a um grande computador que, além de se autoprogramar, se organiza à medida que vai sendo construído. Ao falarmos em programação, estamos na realidade falando de *redes neurais*, que são as ligações estabelecidas e as interações entre os neurônios.

De forma bastante simplificada, podemos falar em três grandes grupos de redes neuronais: *rede somática, rede de interligação ou psicossomática* e *rede psicológica*.

Rede somática – É a rede que rege todo o comportamento somático de nosso corpo – de nossas vísceras, dos órgãos do sentido, da sensibilidade corporal, do equilíbrio, das ações motoras etc. Ela interliga neurônios sensitivos, motores e pré-

-motores. Regula funções automáticas, que independem da vontade (filtração renal, secreção de hormônios e humores, produção de células etc.); funções semiautomáticas, que podem receber influência da vontade (batimentos cardíacos, movimentos peristálticos, movimentos respiratórios etc.); e funções não automáticas, que podem ser controladas pela vontade (ingestão, defecação, micção, ações musculares etc.). Entre esse conjunto de funções que produz uma série enorme de sensações, as mais importantes para o desenvolvimento psicológico são as *sensações cenestésicas (viscerais)*.

Embora esteja distribuída por todo o cérebro, ela está mais concentrada em suas partes mais primitivas: medula espinal, tronco encefálico, cerebelo, mesencéfalo e diencéfalo. Essa rede é semelhante para todos os indivíduos da espécie, e fruto de todo um processo evolucionário do ser humano. É o *protocolo genético da espécie*.

Rede de interligação ou psicossomática – É a rede que promove a ligação das *sensações cenestésicas corporais* com os *componentes psicológicos*. Em outras palavras, ela estabelece a ligação entre a *redes neurais somática e psicológica*, podendo por isso também ser chamada de *rede neural psicossomática*. Por exemplo, uma sensação de vazio no estômago (rede somática) pode estar ligada a um conteúdo de falta e de carência (rede psicológica) intermediado pela sensação de insatisfação (rede de interligação/psicossomática). Ou, então, o aparecimento de um conteúdo fecal sólido no intestino grosso (rede somática) pode estar ligado às vivências de criatividade (rede psicológica) intermediada pela sensação de surgimento (rede de interligação/psicossomática), e assim por diante.

A rede de interligação vai correlacionar uma série de sensações viscerais (cenestésicas) e corporais com vários conteúdos psicológicos, criando uma via neural de mão dupla de modo que esses conteúdos, quando ativados, também possam interferir nas atividades somáticas. Essa via de mão dupla é a origem de uma série de comportamentos somáticos desencadeados por eventos psíquicos tais como os distúrbios funcionais, e até mesmo de lesões e doenças (dentro do capítulo das doenças psicossomáticas e autoimunes). Essa rede neural está distribuída principalmente no telencéfalo e no córtex cerebral, embora se interligue também nas outras partes do cérebro.

Rede psicológica – É a rede que promove a ligação entre todas as vivências psicológicas. É nela que estão registrados todo o conceito de identidade do indivíduo, todo o Eu consciente, enfim, todo o material psicológico. Ela abrange todo o córtex cerebral (lóbulos frontal, pré-frontal, temporal e occipital) e o telencéfalo, embora também se ramifique para as outras partes do cérebro.

A fase cenestésica do desenvolvimento psicológico consiste na primeira organização do psiquismo do indivíduo e está diretamente ligada ao conjunto de sensações produzidas pela interação das funções somáticas, principalmente as não automáticas, com o ambiente externo, representado pela incorporação e introjeção de climas afetivos oriundos do meio externo.

Como já dito anteriormente, a fase cenestésica vai da fase intraútero até mais ou menos 2,5 anos de idade. Ela é resultante da interação entre o protocolo genético da espécie e do indivíduo em particular com todo o meio exterior

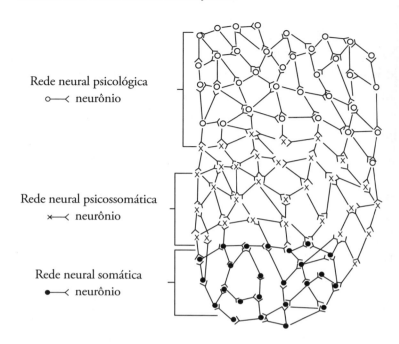

Rede neural psicológica
⚬—< neurônio

Rede neural psicossomática
×—< neurônio

Rede neural somática
●—< neurônio

que o rodeia, desde os climas afetivos intrauterinos emanados pela mãe, via placenta e líquido amniótico, até os climas afetivos e alguns tipos de aprendizado que vão ocorrer durante esse período. Assim, podemos dizer que o cérebro humano vai sendo programado junto com sua própria formação e organização.

A fase cenestésica do desenvolvimento psicológico é a *transformação do psiquismo caótico e indiferenciado (PCI) em psiquismo organizado e diferenciado (POD)*.

O psiquismo caótico e indiferenciado (PCI) é o psiquismo infantil (feto e bebê) cuja característica principal é a *sensação básica de existir*.

O psiquismo organizado e diferenciado (POD) é o psiquismo no final da fase cenestésica (programação). Ele está organizado em três modelos (ingeridor, defecador e urinador) e em três áreas: corpo (sentir), mente (explicações) e ambiente (percepções e autopercepção). Nele se encontra todo o potencial básico de se organizar em diversos setores responsáveis por todas as funções somáticas e psíquicas (arquivos/mapas cerebrais) durante a programação cenestésica.

Para entender melhor, podemos comparar o psiquismo a um dos arquivos antigos tipo fichário, no qual jogamos de forma aleatória todas as fichas (vivências) registradas. É um arquivo de difícil manuseio, pois, cada vez que necessitarmos de determinada ficha, precisaremos rever o arquivo todo. É um arquivo caótico e indiferenciado.

Na medida em que utilizamos um catálogo e arquivamos as fichas (vivências) por temas, características e nomenclatura, podemos facilmente identificá-las e recuperá-las. Trata-se de um arquivo organizado e diferenciado.

Num exemplo hipotético, uma vivência de raiva no psiquismo caótico indiferenciado será sentida como angústia, tensão e desconforto. A mesma vivência de raiva no psiquismo organizado e diferenciado será identificada como raiva (área corpo), estará acompanhada de um porquê (área mente) e da percepção da situação que a ocasionou (área ambiente).

Em termos neurológicos, o PCI pode ser entendido como todo o potencial de conexões sinápticas que os bilhões de neurônios vão fazer com todo o corpo humano (neurônio/corpo) e também entre si (neurônio/neurônio). É um enorme potencial de registro de vivências, mas ainda não está organizado.

A transformação do PCI em POD é feita por meio da interação entre as sensações somáticas – principalmente as relacionadas à ingestão, defecação e micção – e o ambiente externo, representado por climas afetivos que são incorporados e fixados junto com a formação dos modelos. Tudo isso vai sendo estruturado em forma de conexões neurais das quais participam as redes neurais somáticas, psicossomáticas e psicológicas.

O ambiente externo, na fase do desenvolvimento cenestésico, é composto principalmente de *climas afetivos que são incorporados pelo feto e pelo bebê*. Esses climas podem ser divididos em: *facilitadores (aceitação, proteção e continência) e inibidores (abandono, indiferença, rejeição, ansiedade, medo, hostilidade, opressão etc.)*.

Partimos do princípio de que existe uma *expectativa de que os registros vivenciais durante o desenvolvimento cenestésico ocorram de maneira harmônica, o que se dá quando as descargas tensionais são completas*.

Os climas afetivos facilitadores vão fundir-se com o protocolo genético (rede somática), produzindo registros de vivências com descargas tensionais completas, ao passo que os climas afetivos inibidores vão produzir registros de vivências com descargas tensionais incompletas.

Quando as descargas tensionais são completas, dizemos que o PCI foi transformado em POD; quando as descargas são incompletas, dizemos que parte do PCI não foi devidamente transformada em POD.

A parte do PCI que não foi transformada em POD continua indiferenciada, constituindo uma *zona de psiquismo caótico indiferenciado (zona de PCI) convivendo com o psiquismo organizado e diferenciado (POD)*.

Na medida em que uma parte do PCI não foi transformada em POD, existe um registro de *falta estrutural, ou seja, é uma sensação de falta de algo que deveria ter acontecido, mas não aconteceu*. Em outras palavras, determinado tipo de desenvolvimento (vivência com descarga tensional completa) que deveria ter acontecido, mas não aconteceu.

Esse não acontecimento gera uma tensão crônica, que chamamos de *tensão de expectativa, ligada à sensação de que em qualquer momento vai finalmente acontecer aquilo que deveria ter acontecido, mas não aconteceu!*

Em termos neurológicos, podemos deduzir que essas descargas tensionais incompletas são conexões sinápticas que não ocorreram, mas deveriam ter ocorrido e, graças à plasticidade cerebral, podem ocorrer em qualquer outro momento da vida do indivíduo.

A parte ambiental da programação cenestésica do cérebro é constituída basicamente de climas afetivos (facilitadores ou inibidores) oriundos do ambiente externo que vão se fundir com sensações – principalmente sensações viscerais do próprio feto ou bebê – dando origem a vivências que, ao ser registradas no psiquismo caótico e indiferenciado (PCI), vão transformando--o em psiquismo organizado e diferenciado (POD).

A programação cenestésica é iniciada na fase fetal. Podemos, para fins didáticos, estabelecer que todo o psiquismo dessa fase é caótico e indiferenciado (PCI). Em termos neurológicos, as conexões sinápticas são as da rede somática. A partir daí, os climas afetivos e posteriormente alguns itens de aprendizado são incorporados, formando uma série de vivências que vão organizando esse psiquismo em modelos e áreas psicológicas.

Ao final de dois anos e meio, encontramos esse psiquismo organizado e diferenciado (POD) em três modelos (ingeridor, defecador e urinador) e três áreas (mente, corpo e ambiente).

Dependendo dos climas afetivos incorporados, algumas partes do psiquismo não vão se organizar totalmente, restando, assim, áreas de psiquismo caótico e indiferenciado (zonas de PCI) convivendo com o POD.

A convivência de zonas de PCI com o POD será responsável pela *patologia estrutural* dos diferentes quadros psicopatológicos identificados na *análise psicodramática*. Podemos dizer, portanto, que *a personalidade do indivíduo está intimamente ligada a uma rede neural de bilhões de conexões, fortemente influenciada pelo meio ambiente externo e organizada de forma determinista pela sua estrutura, mas totalmente probabilística e individualizada em suas características.* Em resumo, a personalidade do indivíduo é pessoal e única.

Ao término da programação cenestésica, essa rede neural se cristaliza e enrijece: as conexões que foram estabelecidas serão fixadas, as que não foram usadas serão inutilizadas (poda neuronal). *Essa rede neural enrijecida e fixada será a programação desse enorme computador biológico chamado cérebro. É essa programação que vai definir uma série de comportamentos psicológicos e psicossomáticos do indivíduo.*

Programação cenestésica e os quadros psicológicos

I – Programação do quadro esquizoide

Os quadros da patologia esquizoide estão relacionados às vivências intrauterinas – portanto, exclusivamente na relação mãe–filho.

Veja, no volume I desta mesma coleção, o capítulo "Psicopatologia e psicodinâmica do esquizoide"; no volume II, o capítulo "Psicodinâmica do esquizoide: etiologia, psicopatologia e psicoterapia".

Como em todos os casos, o clima afetivo que vem do mundo externo pode ser um clima facilitador ou um clima inibidor, ambos emitidos pela mãe e passados para o feto possivelmente em forma bioquímica (humores) pela placenta ou pelo líquido amniótico.

Rede neural somática – Nessa fase do desenvolvimento, a rede somática está diretamente sintonizada na estruturação geral do corpo do feto, seu funcionamento biológico, principalmente cardíaco, seu contato com o líquido amniótico e trocas placentárias e seu posicionamento dentro do útero. Capta todas as sensações ligadas a esse "estar existindo" e "estar no mundo", restringindo-se esse mundo a estar no útero materno. Essa é a vivência, eminentemente visceral, de *existir* que caracteriza o psiquismo caótico e indiferenciado (PCI).

Rede neural psicossomática – Relacionada à integração entre as sensações somáticas e as sensações psíquicas (integração psicossomática), ela vai registrar sensações ligadas ao *acolhimento (clima afetivo facilitador) ou ao não acolhimento (clima afetivo inibidor)* que o feto tem por parte da mãe.

Rede neural psicológica – Está relacionada às sensações de *pertencer, fazer parte do mundo* ou de *não pertencer, não fazer parte do mundo.*

A sensação de não pertencer pode produzir:

1. Sensação de ameaça constante de ser destruído – quando o clima afetivo inibidor gerado pela mãe for de hostilidade, rejeição, raiva e ódio.
2. Sensação de isolamento e intensa solidão (estar só no mundo sem ligação com os outros) – quando o clima inibidor gerado pela mãe for de indiferença e descaso.

Essa vivência intrauterina de não acolhimento vai produzir os quadros esquizoides, desde um núcleo esquizoide (comprometimento brando) até uma personalidade esquizoide (comprometimento severo).

Patologia estrutural – É o registro neuronal (rede psicossomática) da sensação de *não acolhimento*. Essa sensação estará presente na estrutura psicológica na época do nascimento, tanto que o indivíduo tem a impressão de que "já nasceu com ela", e vai interferir na formação de todos os outros modelos (ingeridor, defecar e urinador).

Patologia psicológica – É a expressão psicológica da patologia estrutural. É uma sensação de *não pertencer, não fazer parte, não ter o mesmo direito de existir que as outras pessoas*. Costumo comparar com a mesma sensação de *ser um penetra numa festa (vida)*. O penetra convive com a sensação de que a qualquer momento pode ser expulso da festa e de não ter os mesmos direitos de usufruir que os outros convidados têm. Preocupado o tempo todo em *não ser visto (identificado), ele está sempre evitando contato e disfarçando seu verdadeiro Eu*.

2 – PROGRAMAÇÃO DO QUADRO DE INGERIDOR

O modelo do ingeridor está relacionado com os processos de incorporação dos conteúdos do mundo externo ao mundo interno e a correspondente sensação de satisfação ou insatisfação relacionada a essa incorporação. A descarga tensional plena desse modelo gera uma *sensação de saciedade*.

O modelo do ingeridor ocorre nos primeiros três meses da vida extrauterina, junto com o desenvolvimento da alimentação por via oral. Os climas afetivos, tanto facilitadores como inibidores, são originados da postura de cuidado e proteção na relação mãe-filho. Aqui, consideramos mãe quem verdadeiramente exerceu essa função, principalmente no tocante à amamentação. A psicopatologia está relacionada às defesas do tipo histéricas e fóbicas.

Veja o Capítulo I, "Desenvolvimento psicológico segundo o núcleo do Eu", de meu livro *Psicodrama: teoria e prática*; o Capítulo II, "Evolução do psiquismo – Teoria da programação cenestésica", do livro *Análise psicodramática*; e o Capítulo 4, "Psicopatologia e psicodinâmica do ingeridor", do livro *Psicopatologia e psicodinâmica na análise psicodramática*, volume I – todos publicados pela editora Ágora.

Rede neural somática – Nessa fase do desenvolvimento (até 3 meses de idade), a rede somática promove a ligação neural (neurônios desencadeando seus potenciais de forma conjunta) principalmente entre estômago, boca, lábios, faringe e esôfago, todos eles ligados à ingestão de alimentos – nesse caso, o leite. As sensações cenestésicas de fome (vazio no estômago, falta de algo), de incorporação (encher a boca, sugar, engolir) e de saciedade (preenchimento do estômago, cheio, repleto) ficam interligadas na rede neural somática. O contato da boca do bebê com o mamilo do peito da mãe ou o bico da mamadeira acaba produzindo uma sensação de separação entre o fora e o início do dentro (mundos externo e interno) ou *limite oral (exoral ou afora oral).*

Rede neural psicossomática – O bebê vai incorporar, além de alimentos, os *climas afetivos facilitadores (aceitação, proteção e continência) ou inibidores (hostilidade, rejeição, abandono, indiferença, ansiedade, sofrimento, medo etc.)* emitidos pela mãe ou sua substituta no contato com ele, principalmente na hora da amamentação. É na rede neural psicossomática que vai acontecer a vinculação das sensações da rede neural somática (falta, insatisfação, preenchimento e saciedade) com os climas afetivos incorporados (psíquico). Portanto, a rede neural psicossomática vai ter como registro a integração entre as sensações somáticas e os climas afetivos incorporados no modelo de ingeridor, e assim fazer a ponte entre o somático e o psicológico.

Rede neural psicológica – Está relacionada ao "comer psicológico", isto é, à incorporação de experiências de vida, ao aprendizado, aos afetos, à imitação de modelos de conduta, a conceitos morais e conhecimentos em geral. Esse "comer psicológico" vai ficar vinculado aos climas afetivos incorporados, que por sua vez ficaram vinculados às sensações somáticas produzidas pelo "comer somático". Em outras palavras, *a rede neural psicológica estará vinculada à rede neural psicossomática que por sua vez está vinculada à rede neural somática*. Lembremos que o comer psicossomático é a utilização do comer somático em substituição ao comer psicológico, que por alguma razão se encontra bloqueado, dando origem aos distúrbios funcionais e às doenças psicossomáticas.

Essa integração entre as três redes neurais é a *programação cenestésica do modelo de ingeridor*. A programação incompleta desse modelo vai gerar a *patologia estrutural do modelo de ingeridor*.

O modelo de ingeridor está dividido em duas fases distintas:

1. Uma parte relacionada às sensações vinculadas ao ato de *incorporação de conteúdos do mundo externo no mundo interno (na fase psicológica de internalização de conteúdos do mundo externo no mundo interno)* ligado à área ambiente.
2. Uma parte relacionada às sensações de *satisfação, insatisfação e saciedade* ligadas à área corpo (sentir).

A partir da programação do modelo de ingeridor, o bebê passa a *desvincular o incorporar somático (comer alimentos) do incorporar psicológico (incorporar psíquico)*.

Uma vez programado, o modelo de ingeridor passa a ser utilizado pelo indivíduo em todas as relações que envolvam incorporações psicológicas na sua vida. Cada vez que o modelo de ingeridor for acionado, ele vai acionar os climas afetivos (facilitadores ou inibidores) que estão a ele acoplados. Vai também acionar as correspondências psicossomáticas e os órgãos envolvidos no processo de incorporação, dando origem às doenças psicossomáticas.

3 – PROGRAMAÇÃO DO QUADRO DE DEFECADOR

O modelo de defecador está relacionado à criação, elaboração, expressão e comunicação de conteúdos do mundo interno para o mundo externo. A descarga tensional plena desse modelo acarreta sensação de *alívio*.

Veja o Capítulo I, "Desenvolvimento psicológico segundo o núcleo do Eu", de meu livro *Psicodrama: teoria e prática*; o Capítulo II, "Evolução do psiquismo – Teoria da programação cenestésica", do livro *Análise psicodramática*; e o Capítulo 5, "Psicopatologia e psicodinâmica do defecador" do volume I do livro *Psicopatologia e psicodinâmica na análise psicodramática* – todos publicados pela editora Ágora.

O modelo de defecador é estruturado entre os 3 e os 8 meses de vida extrauterina, junto com o processo fisiológico da defecação. Os climas afetivos vão ser fixados a partir do clima já internalizado. Eles podem ser facilitadores ou inibidores. O clima afetivo internalizado é o somatório dos climas afetivos incorporados oriundos da matriz de identidade (familiares e pessoas que convivem com a criança e a criam) do bebê. A psicopatologia do defecador vai estar relacionada às defesas intrapsíquicas de atuação e de ideias depressivas.

Rede neural somática – Nessa fase do desenvolvimento (3 a 8 meses), a rede somática vai integrar as sensações cenestésicas produzidas principalmente pelo intestino grosso (cólon ascendente, cólon transverso, cólon descendente e reto) e ânus – todos eles ligados à concentração e expulsão, para o ambiente externo, da massa dos resíduos alimentares chamados de "bolo fecal".

A concentração e a desidratação dos resíduos líquidos, nos cólons ascendente e transverso, geram uma sensação de *surgimento* (surge uma massa compacta dentro da alça, até então preenchida apenas por líquidos). O deslocamento dessa massa até o reto e ânus, por força do movimento peristáltico das alças, gera a sensação de *oposição*. A pressão de expulsão gerada pelo movimento peristáltico, a pressão abdominal (prensa abdominal) e a elevação do períneo (contração dos músculos elevadores do ânus) para vencer a tonicidade do esfíncter liso anal geram a sensação de *descarga motora*. A expulsão do bolo fecal para o ambiente externo (exanal, afora anal ou limite anal) gera a sensação de *perda, depositação*. Essas sensações – de surgimento, oposição, descarga motora, expulsão e perda, depositação – vão ficar interligadas na rede neural somática.

Rede neural psicossomática – Junto com a concentração dos resíduos alimentares e consequente expulsão do bolo fecal, serão fixados climas afetivos, facilitadores ou inibidores, que fazem parte do clima afetivo já internalizado do bebê. Os climas inibidores são os mesmos já referidos anteriormente, acrescidos dos climas de contenção, restrição e opressão que já aparecem nessa fase do desenvolvimento. Esses climas afetivos ficarão vinculados às sensações produzidas e registradas na rede somática, interferindo positiva ou negativamente no modelo de defecador. A vinculação dos climas afetivos com as sensações somáticas, tudo isso registrado na rede psicossomática, vai gerar o correspondente psicológico da *criação (surgimento), elaboração (oposição), expressão (descarga motora e expulsão) e comunicação (perda/depositação) dos conteúdos internos para o ambiente externo.*

Rede neural psicológica — Está relacionada ao ato de "defecar psicologicamente", o qual está dividido em duas partes: estabelecer contato (criar e elaborar) com os conteúdos internos e "pôr para fora" (expressar e comunicar) os conteúdos internos (pensamentos, ideias, sentimentos, percepções, intenções etc.) gerados dentro do psiquismo do indivíduo.

Todo o mecanismo de criar, elaborar, expressar e comunicar os conteúdos do mundo interno para o meio externo ficará vinculado aos climas afetivos (facilitadores e/ou inibidores) registrados na rede psicossomática. Estes, por sua vez, estão relacionados às sensações de surgimento, oposição, descarga motora, perda e depositação, que estão ligadas principalmente às alças do intestino grosso, reto e ânus. Tudo isso fica registrado na rede somática.

Dessa forma, o ato de defecar psicológico (rede neural psicológica) vai estar ligado ao ato de defecar somático (rede neural somático) pela intermediação da rede neural psicossomática. Lembremos que o defecar psicossomático é a utilização do modelo somático (defecar somático) em substituição ao defecar psicológico que por alguma razão se encontra bloqueado, dando origem aos distúrbios funcionais e às doenças psicossomáticas.

A integração do registro dessas três redes neurais é a *programação cenestésica do modelo de defecador*. A programação incompleta desse modelo vai ocasionar a *patologia estrutural do modelo de defecador.*

O modelo de defecador é formado de duas etapas distintas:

1. Uma parte intimista, ligada mais à área mente, relacionada com as sensações de surgimento e oposição que vão gerar a parte de *criação e elaboração dos conteúdos internos.*
2. Uma parte mais relacional, ligada à área ambiente, relacionada com as sensações de descarga motora, expulsão e depositação que vão gerar a parte da *expressão e comunicação dos conteúdos internos para o ambiente externo.*

A partir da programação do modelo de defecador, o bebê passa a desvincular a capacidade de se expressar e comunicar e posteriormente de criar e elaborar seus conteúdos internos da defecação somática.

O indivíduo passa a utilizar o modelo de defecador para entrar em contato (criar), elaborar, expressar e comunicar seus conteúdos internos para o meio externo (relação com o mundo e com as pessoas). Cada vez que o modelo de defecador for acionado, os climas afetivos a ele vinculados também serão postos em ação.

4 – Programação do quadro do narcisismo

O narcisismo está diretamente relacionado com os processos da *percepção e da autopercepção,* e depende da delimitação da área ambiente e da correlação entre o modelo de ingeridor e o modelo de defecador.

Veja o Capítulo VIII, "Evolução do núcleo narcísico", do meu livro *Análise psicodramática;* e o Capítulo 4, "Psicopatologia e psicodinâmica do narcisismo", do volume II do livro

Psicopatologia e psicodinâmica na análise psicodramática, ambos publicados pela editora Ágora.

A delimitação da área ambiente ocorre em concomitância com o desenvolvimento do modelo de urinador, mais ou menos entre os 8 meses até 1 ano e 2 meses. Nessa fase, tanto o modelo de ingeridor como o de defecador já se encontram formados, mas não se encontram correlacionados no mundo interno (cenestésico). Esse fenômeno ocorre porque o intestino delgado (jejuno e íleo), que une o estômago ao intestino grosso, não é muito inervado e produz poucas sensações cenestésicas. A correlação entre ambos é feita por meio de *sensações não viscerais (não cenestésicas)* que são produzidas pela experimentação externa da criança ao levar todos os objetos que encontra à boca.

Rede neural somática – Ao finalizar a formação do modelo de defecador, toda a atenção da criança é direcionada para o conteúdo (bolo fecal) que saiu de dentro dela pelo ânus e foi depositado no ambiente externo. Esse fenômeno produz uma sensação de separação entre os mundos interno e externo chamada de *limite anal ou afora anal*.

Apesar de o bolo fecal (objeto sólido e tridimensional) ter sido colocado para fora do corpo, a criança ainda o tem como parte de si, ou seja, ele permanece identificado como parte do Eu. Por associação, os objetos sólidos e tridimensionais ficam identificados como parte do Eu. A sensação resultante não é "este cocô é meu" ou "este mundo é meu", a sensação resultante é *"este cocô sou Eu" ou "este mundo sou Eu"*. O movimento seguinte é colocar na boca o cocô (se houver possibilidade) e todos os objetos do mundo. Esse colocar na boca não é comer e sim experimentar e rejeitar em seguida, gerando uma nova sensação: *este cocô* NÃO *sou Eu e este mundo* NÃO *sou*

Eu. Dessa forma, é estabelecida uma correlação entre o *limite anal e o limite oral*, gerando a sensação do NÃO EU e delimita a área ambiente.

Rede neural psicossomática – O clima afetivo facilitador ou inibidor que será fixado no mecanismo de percepção e autopercepção e experimentação do ambiente externo é o clima afetivo internalizado do mundo interno da criança, fase em que é acrescentado o clima inibidor de punição e agressão.

Rede neural psicológica – Serão registradas as vivências relacionadas à evolução do núcleo narcísico e da cadeia de realidade. As correlações mais importantes estão vinculadas à *integração entre a percepção externa e a autopercepção e a capacidade de interação, ação e experimentação do ambiente externo*. Essas vivências vão se relacionar com as sensações referentes à interação do indivíduo com o ambiente externo, que estão registradas na rede neural somática, acrescentado ao clima inibidor ou facilitador registrado na rede neural psicossomática.

O resultado dessa interação é a *programação cenestésica do núcleo narcísico*. A programação incompleta dessa delimitação de área vai resultar na *patologia estrutural do narcisismo, caracterizada por uma dificuldade com a experimentação no ambiente externo e um divórcio entre a percepção externa e a autopercepção*.

5 – PROGRAMAÇÃO DO QUADRO DE URINADOR

O modelo de urinador está relacionado ao mecanismo de fantasiar, devanear, planejar, controlar, decidir e executar ações no ambiente externo que gratifiquem desejos ou necessidades do mundo interno. A descarga tensional completa desse modelo gera uma sensação de *prazer*.

Veja o Capítulo I, "Desenvolvimento psicológico segundo o núcleo do Eu", do livro *Psicodrama: teoria e prática*; o Capítulo II, "Evolução do psiquismo – Teoria da programação cenestésica", do livro *Análise psicodramática*; e o Capítulo 6, "Psicopatologia e psicodinâmica do urinador", do livro *Psicopatologia e psicodinâmica na análise psicodramática*, volume I – todos publicados pela editora Ágora.

O modelo de urinador é estruturado entre os 8 meses e os 2,5 anos da vida extrauterina e está ligado aos processos fisiológicos da micção e do controle de esfíncteres. Os climas afetivos facilitadores ou inibidores vinculados ao modelo são fixados a partir do clima afetivo internalizado da criança. O clima afetivo internalizado é oriundo da matriz de identidade da criança, acrescida de uma já incipiente matriz social (berçário, escola, parentes e amigos) e também de alguns critérios de aprendizado (modos de higiene, comportamentos sociais e jeitão familiar).

A psicopatologia do modelo de urinador está relacionada com as defesas intrapsíquicas de ideias obsessivas e de rituais compulsivos.

Rede neural somática – O desenvolvimento do sistema nervoso central vai trazer maior tonicidade nos esfíncteres estriados, tanto o vesical como o anal, produzindo uma nova série de sensações cenestésicas. Essas novas sensações que vão ser integradas na rede neural somática do modelo de urinador são ligadas ao aparelho urinário, ao esfíncter vesical, ao esfíncter estriado anal (as sensações do esfíncter liso ficam registradas no modelo de defecador) e ao aparelho fonador (glote, laringe, cordas vocais) – este, embora não seja um esfíncter, na acepção da palavra, funciona como tal.

Vão ser registradas uma sensação de *tensão lenta e progressiva* ligada à distensão da bexiga urinária pelo acúmulo de urina, uma sensação de *contenção* ligada ao esfíncter e uma sensação de *descarga motora rápida e prazerosa* ligada à expulsão da urina pelas contrações rápidas da parede da uretra. A integração entre essas três sensações cenestésicas registradas na rede neural somática vai estar relacionada a ações no ambiente externo que vão descarregar tensões acumuladas no mundo interno, ligadas a desejos e/ou necessidades.

Rede neural psicossomática – O clima afetivo do mundo externo internalizado será fixado e vinculado ao modelo em formação, podendo se constituir em um clima facilitador ou inibidor. O clima afetivo internalizado é muito mais complexo nessa etapa do desenvolvimento, podendo conter todos os tipos de climas incorporados até então, acrescidos aos climas de obediência, imposição, exigência e punição. Junto com a fixação dos climas afetivos vai ocorrer a vinculação da tensão lenta e progressiva da bexiga urinária (RS) com a atividade mental (rede psicossomática), da sensação de contenção (rede somática) com a sensação de controle (rede psicossomática) e da sensação de descarga motora rápida e prazerosa (rede somática) com ações no ambiente externo (rede psicossomática).

Rede neural psicológica – Está relacionada com a ação psicológica de "agir no mundo", ou seja, de *descarregar conteúdos internos que se encontram presentes no mundo interno, sob pressão, para o mundo exterior*. A sensação de atividade mental registrada na rede psicossomática vai ser identificada com *fantasia*, *devaneio* e *planejamento* na rede psicológica; a sensação de controle (rede psicossomática), com a sensação de *controle da vontade* (rede psicológica); e a sensação de ação no ambiente externo (rede psicossomática), com a sensação de *execução de ações* no *ambiente externo* (rede psicológica).

Dessa forma, vamos encontrar uma integração entre os conteúdos registrados nas três redes neurais:

1. Fantasia, devaneio e planejamento interligados com a sensação de tensão lenta e progressiva vinculada à bexiga urinária.
2. Processo de controle da vontade e mecanismo de decisão interligados com contenção; e liberação vinculada a esfíncter vesical, esfíncter estriado anal e aparelho fonador.
3. Execução de ações para descarregar as tensões internas (desejos ou necessidades) interligada com a sensação de descarga motora rápida e prazerosa vinculada à uretra.

Essas vinculações permitem que o indivíduo utilize, muitas vezes, o correspondente somático no lugar do modelo psicológico eventualmente bloqueado, dando origem aos distúrbios funcionais e aos quadros psicossomáticos.

O modelo de urinador está dividido em duas partes:

1. Fantasia, devaneio e planejamento ligados aos processos mentais – portanto, à área mente.
2. Execução de ações no ambiente externo com funções gratificadoras de tensões acumuladas ligadas aos processos de sentir – portanto, à área corpo.

Entre essas duas partes ficam localizados os processos de controle da vontade e o mecanismo de decisão, que separam e integram a área mente com a área corpo e também a noção de ambiente externo. Consideramos esse mecanismo a *primeira manifestação egoica do indivíduo (formação do ego)*.

A integração das três redes neurais forma a *programação cenestésica do modelo de urinador*. A programação incompleta desse modelo vai dar origem à *patologia estrutural do modelo do urinador*. A parte relacionada com a figura internalizada em bloco, que acontece durante a formação do modelo de urinador, é descrita no Capítulo 8 deste livro.

O término da programação cenestésica do modelo de urinador e o advento do ego marcam *o fim da fase cenestésica do desenvolvimento psicológico e o início da fase psicológica e a formação do conceito de identidade*.

7. A fase psicológica e o conceito de identidade

É a estrutura psicológica mais importante e a fonte de referências do indivíduo. Podemos dizer que o conceito de identidade de uma pessoa compreende:

1. tudo que ela pensa, sente e percebe sobre si mesma;
2. tudo que ela pensa, sente e percebe sobre as pessoas que a rodeiam desde pequena;
3. como ela acha que o mundo funciona.

O conceito de identidade é o "chão psicológico", é o conjunto de crenças e verdades do indivíduo, é o ponto de referência psicológico para as condutas, os procedimentos e o seu "estar no mundo".

Ele fica localizado na rede neural psicológica (principalmente córtex cerebral), que se comunica com a rede neural psicossomática (principalmente no telencéfalo).

A estruturação do conceito de identidade inicia-se com o final da fase cenestésica do desenvolvimento psicológico, com o advento do ego, e ocupa toda a fase psicológica (intuitiva e dedutiva) do desenvolvimento.

Lembremos que a *fase psicológica do desenvolvimento dura a vida toda do indivíduo. Ela é mais intensa entre os 3 anos de idade e o final da adolescência (mais ou menos 18 anos), e predominantemente intuitiva entre os 3 e os 6 anos, e passa a ser cada vez mais dedutiva na adolescência. Ambas permanecem pela vida toda.*

Na fase intuitiva, a criança incorpora mais os exemplos e modelos de pessoas admiradas, respeitadas e amadas (pai, mãe, avós, parentes, professores, babás, cuidadores etc.) que a rodeiam e convivem com ela, a quem intuitivamente ela quer imitar e com quem quer parecer-se.

Na fase dedutiva, a criança e o adolescente incorporam mais os conceitos morais emitidos pelas pessoas amadas, respeitadas, valorizadas e admiradas que os rodeiam e convivem com eles.

No final da fase cenestésica, mais ou menos entre 2,5 e 3 anos, a criança já apresenta a seguinte configuração psicológica:

1. Já tem uma estrutura egoica, integrando o sentir (área corpo), o perceber (área ambiente) e o pensar (área corpo).
2. Adquiriu um "jeitão familiar" e noções básicas de comportamento. Já está apta para absorver tudo que puder aprender que venha do seu entorno.
3. Estruturou a primeira zona de exclusão, e as zonas de PCI remanescentes estão tamponadas pelo vínculo compensatório (paninho, cobertorzinho, bichinho etc.).

4. Apresenta as faltas e falhas correspondentes aos modelos (ingeridor, defecador e urinador) que não foram bem estruturados.

Podemos dizer que a partir desse ponto a criança interage com seu mundo circundante com se ele fosse um enorme "menu" de opções que ela pode escolher para incorporar e se identificar.

Esse processo de incorporação de modelos e conceitos é um fenômeno *iterativo* no qual a escolha presente foi influenciada pelas escolhas passadas e as escolhas futuras terão influência das atuais. Assim, vamos sempre encontrar uma coerência entre essas sequências – mesmo que no cômputo geral possa parecer que não houve coerência alguma! Esse processo iterativo produz linhas psicológicas (determinantes psíquicos) encadeadas entre si que formam conceitos, determinantes comportamentais e crenças que vão sendo *registrados nos circuitos neuronais da rede neural psicológica*.

A pergunta que se impõe é a seguinte: se a criança tem ao seu dispor essa enorme diversidade de opções, qual é o seu critério de escolha?

Inúmeros fatores influenciam tais escolhas, todos eles envolvendo um alto grau de probabilidades. Podemos afirmar que a conjunção desses fatores é probabilística e, portanto, não vão existir situações idênticas. Em outras palavras, cada criança vai formar o seu conceito de identidade, mesmo vivendo na mesma família e interagindo com as mesmas pessoas.

Podemos dividir a resposta em três itens:

1. A criança vai apresentar todas as necessidades de qualquer criança: ser cuidada, alimentada, protegi-

da, ensinada, educada, estimulada etc. Porém, devemos lembrar que ela já tem uma estrutura de personalidade que vai produzir nas pessoas que a cercam movimentos de atração, repulsão ou indiferença. Em outras palavras, ela tem algumas necessidades que lhe são específicas.

2. A criança vai privilegiar, em suas escolhas, uma aproximação com as pessoas que de alguma forma oferecem algum grau de complementaridade das funções psicológicas que ficaram faltando na sua fase cenestésica. Se a falta foi de cuidado e proteção, ela vai intuitivamente procurar aproximação daqueles com quem possa encontrar um clima e uma postura que supram essa falta. Se a falta foi de limite, avaliação ou julgamento, a procura será dirigida por essas características. Se a falta foi de orientação, rumo ou diretrizes, a procura vai privilegiar esses pontos. Por exemplo, uma criança que teve uma má resolução na fase do ingeridor e se sente carente de cuidado e proteção pode, de forma intuitiva, se aproximar fortemente de uma avó que esteja mais predisposta a oferecer essa atenção.

3. Essa escolha intuitiva da criança vai produzir uma série de outras influências que estão vinculadas às pessoas escolhidas nesse fenômeno iterativo. A partir desse ponto, cada escolha predispõe para a aceitação das próximas escolhas por uma situação probabilística.

No exemplo anterior, essa avó é muito religiosa, sistemática e crítica. Essas influências, que vêm junto com a figura cuidadora e protetora, não foram escolhidas pela criança, mas serão incorporadas e vão influenciar seu conceito de identidade.

Dessa forma, a criança vai assimilar ou rejeitar, identificar-se ou não com uma série de pessoas do seu convívio, que passam a ser *modelos internalizados e incorporados no seu conceito de identidade*.

Nessa fase, a criança tende a identificar-se com as figuras femininas e masculinas de mãe e de pai (ou de quem assume esses papéis). Esses modelos incorporados vão se tornar os *modelos femininos preexistentes (MFPE) e os modelos masculinos preexistentes (MMPE)*. Estes vão se fundir, na adolescência, com os *modelos femininos idealizados (MFI) e os modelos masculinos idealizados (MMI), para formar a identidade sexual masculina (ISM) e a identidade sexual feminina (ISF) tanto dos rapazes quanto das moças*.

A criança vai incorporar, além de modelos, uma série de conceitos morais – do certo e do errado, do bom e do mau, do comportamento desejável e do comportamento reprimido – que serão *assimilados e incorporados no seu conceito de identidade como valores morais adquiridos*.

Lembremos que todas as histórias, filmes e programas infantis estão repletos dos valores morais da sociedade em que a criança vive. As escolas, desde a primeira infância até a adolescência, também são repletas de valores morais.

Ao redor de 4 a 6 anos ocorre o *processo de triangulação,* que vai modificar o padrão relacional e comunicacional da criança: da postura de relação diádica e comunicação em corredor ela passa para uma de relação triangular e social e comunicação triangular, quadrangular etc. Essa mudança relacional, comunicacional e de percepção resultará no abandono dos conceitos de *amor, confiança* e *dedicação incondicionais* do mundo infantil.

Essas vivências vão ficar registradas na rede neural psicológica e farão parte do conceito de identidade do indivíduo. Leia o capítulo "Triangulação e ciúme", no livro *Análise psicodramática* (Ágora, 1994).

A partir da puberdade (mais ou menos 9 a 10 anos) até o final da adolescência (mais ou menos 17 a 18 anos), será desenvolvida a *identidade sexual*. Todas essas vivências também serão registradas na rede neural psicológica e farão parte do conceito de identidade. Esse processo está descrito de forma minuciosa no capítulo "A evolução da identidade sexual", no livro *Vínculo conjugal na análise psicodramática* (Ágora, 2000).

O conceito de identidade é a estrutura fundamental do psiquismo construída durante a fase psicológica do desenvolvimento.
Ele é formado por:

Modelos internalizados: Modelos e traços psicológicos de pessoas que tiveram algum impacto afetivo sobre a criança, tanto positivo (admiração, afeto, carinho, proteção etc.) como negativo (temor, hostilidade, ameaça, opressão etc.). Esses traços são assimilados e incorporados no psiquismo organizado e diferenciado (POD) da criança, principalmente durante a parte intuitiva da fase psicológica (3 a 7 anos), mas continuam por toda a vida. Fazem parte do conceito de identidade e não são claramente percebidos como "vindos de fora".

Aqui também são formados os modelos masculino e feminino preexistentes, mais tarde utilizados na estruturação da identidade sexual.

Conceitos morais adquiridos: Referem-se a condutas, procedimentos, sentimentos, hábitos, costumes e comportamentos que fazem parte das regras morais, sociais e familiares do indivíduo. Esses conceitos abrangem todo o arcabouço moral da família e da sociedade em que o indivíduo vive. São assimilados e incorporados no POD e passam a fazer parte do conceito de identidade. Muitas vezes, não são identificados como "vindos de fora".

São assimilados e incorporados principalmente durante a parte dedutiva da fase psicológica (dos 7 aos 18 anos), mas continuam durante a vida toda.

Tanto os modelos internalizados como os conceitos morais adquiridos são chamados de *figuras do mundo interno* do indivíduo e, embora ajam no conceito de identidade como fazendo parte do verdadeiro Eu, mas na realidade foram adquiridos no contato com o ambiente externo.

Vivências do próprio indivíduo: Todas as experiências vividas pelo indivíduo (sentimentos, pensamentos, percepções, intenções etc.) que vão sendo registradas na rede neural psicológica. Fazem parte do verdadeiro Eu e também do conceito de identidade.

Conceitos do próprio indivíduo: Conceitos que resultam das deduções e reflexões do próprio indivíduo e, muitas vezes, foram adquiridos, mas são aceitos e identificados com o verdadeiro Eu. Também estão registrados na rede neural psicológica e fazem parte do conceito de identidade.

Portanto, o conceito de identidade é formado por figuras do mundo interno (modelos internalizados e conceitos morais adquiridos) e pelo verdadeiro Eu (vivências e conceitos do próprio indivíduo).

O registro da rede neural psicológica é feito pela formação de sinapses neuronais, que vão sendo reforçadas à medida que são utilizadas, compondo uma verdadeira rede neural. No processo da psicoterapia, essas sinapses são desmontadas e refeitas de modos diferentes, conforme os conceitos vão sendo reformulados, e a rede neural vai tomando outra forma.

À medida que o conceito de identidade vai sendo formado e formatado, o psiquismo do indivíduo assimila uma série de informações (vivências) que *chocam frontalmente com o conceito de identidade ora em formação,* causando um impasse para o psiquismo do indivíduo. Para resolver esse impasse, seria necessária uma constante reformulação do conceito de identidade, que ainda se acha em formação. Essa situação seria comparável a uma crise permanente.

A solução encontrada pelo psiquismo é:

1. *Excluir o conteúdo assimilado (verdadeiro Eu) e depositá-lo na segunda zona de exclusão.* Esse material excluído é *psicológico, fica num estágio semiconsciente (caixa dois) e é resgatado pelo* insight. Assim é FORMADA A SEGUNDA ZONA DE EXCLUSÃO.

2. *Criar uma justificativa ou racionalização, de modo que esse material fique no conceito de identidade, consciente, mas com a devida justificativa.* Assim é FORMADO O MATERIAL JUSTIFICADO.

Leia mais no livro *Psicopatologia e psicodinâmica na análise psicodramática, volume I* (Ágora, 2006).

8. A figura internalizada em bloco (FIB)
VIRGÍNIA DE ARAÚJO SILVA

INTRODUÇÃO

A psicodinâmica na análise psicodramática é composta de patologia estrutural, patologia psicológica e mecanismos de defesa do psiquismo. Dentro da psicodinâmica de vários quadros, vamos sempre encontrar as divisões internas.

O conceito de divisão interna foi apresentado por Victor Dias, em 1987, no livro *Psicodrama: teoria e prática*.

Ao sistematizar os passos da pesquisa intrapsíquica, aborda a fase das divisões internas na psicoterapia, esclarecendo o conceito, a origem, a caracterização, a composição psíquica e o manejo terapêutico.

A *divisão interna neurótica* apresenta a seguinte composição psíquica: Eu verdadeiro × figura de mundo interno.

Nas publicações seguintes (veja bibliografia ao final deste capítulo), apresenta outras configurações dinâmicas para a compreensão das divisões internas neuróticas, a saber:

1. *Divisão interna corporificada* – Com a composição do verdadeiro Eu × figura permissiva do mundo interno. Encontrada no manejo das dinâmicas compulsivas.
2. *Divisão interna compactuada* – Composta do acordo neurótico entre o verdadeiro Eu × figura de mundo interno. Encontrada principalmente nas configurações assassino × vítima da dinâmica do suicídio.
3. *Divisão interna externalizada* – Caracterizada como neurótica, tem um dos braços projetado nas outras pessoas. Constitui uma defesa chamada de defesa projetiva.
4. *Divisão interna esquizoide* – É, na verdade, uma *cisão do Eu*, que na patologia psicológica será caracterizada como Eu operativo × Eu observador.
5. *Divisão interna esquizofrênica* – Formada por dois conceitos de Eu, ambivalentes e excludentes: Eu verdadeiro × Eu adquirido registrado como verdadeiro.

Com o passar do tempo, a teoria da análise psicodramática foi ganhando cada vez mais fundamentação teórica, tanto em relação ao desenvolvimento psicológico quanto à psicopatologia e psicodinâmica.

Em 2006, uma nova divisão interna foi observada na clínica e publicada por Victor Dias no Capítulo 7 do livro *Psicopatologia e psicodinâmica na análise psicodramática*, volume I, com o título de "Psicopatologia e psicodinâmica do *borderline*".

Essa nova divisão interna apresenta a seguinte composição psíquica: verdadeiro Eu × FIB – e ficou conhecida como *divisão interna com a figura internalizada em bloco*.

De novo, o tempo foi passando e agora, em 2014, me interessei em sistematizar o já escrito e ampliar a compreensão dessa já não tão nova divisão interna, tema deste capítulo.

O tempo decorrido, esses oito anos, possibilitou observar e acompanhar, tanto no contexto de supervisão como no de psicoterapia, inúmeros casos que apresentavam a *divisão interna com figura internalizada em bloco (Eu × FIB)*.

Com base na experiência clínica adquirida durante esse tempo, podemos hoje ampliar e sistematizar esse conceito, principalmente em relação ao processo de desmonte da FIB.

Mas, afinal, o que é a *figura internalizada em bloco (FIB)*?

Para responder a essa pergunta, precisamos recordar a formação e origem da FIB, com base no desenvolvimento psicológico. Voltemos, então, para a fase cenestésica do desenvolvimento psicológico.

CONCEITO E ORIGEM DA FIGURA INTERNALIZADA EM BLOCO (FIB)

Durante a formação do modelo de urinador, dois processos ocorrem de forma concomitante:

1. A fixação do clima afetivo internalizado no modelo de urinador, responsável pela patologia estrutural.
2. A assimilação do "jeitão" da família, fenômeno esse que ocorre pelo princípio da imitação.

O clima afetivo facilitador ou inibidor ficará fixado na estruturação do modelo de urinador.

Esse "jeitão familiar" (características apreendidas no convívio familiar) assimilado ficará fixado no psiquismo como um todo (POD). Como esse fenômeno acontece antes do advento do ego, *esses registros ficarão impressos na estrutura básica da personalidade e serão sentidos como parte do verdadeiro Eu.*

Abrange expressões familiares, gestual, formas de falar, sotaques, atitudes, posturas, comportamentos, mitos familiares etc.

Algumas famílias apresentam características muito intensas e marcantes que vêm da tradição familiar como um todo (jeitão) ou de algum membro muito preponderante e influente (patriarca, matriarca etc.) na dinâmica familiar. Características como *cobrança, exigência, desconfiança, crítica, pessimismo, intrigas, morbidez, otimismo etc.* são assimiladas juntamente com seu clima afetivo correspondente, e passam a fazer parte da personalidade da criança. A essa assimilação damos o nome de *figura internalizada em bloco (FIB)*.

Podemos comparar esse processo com uma espécie de enxerto que ocorre na personalidade nessa época.

Imaginemos a personalidade do indivíduo como um pé de laranja que está em fase de crescimento (verdadeiro Eu). Em dado momento, é colocado nele um enxerto de limão (FIB). A árvore vai crescer, e a seiva que alimenta a laranjeira é a mesma que alimenta o limoeiro (evolução psicológica conjunta e mesmo tipo de argumentação). No início da frutificação, vamos encontrar galhos produtores tanto de limão quanto de laranja, mas a árvore é a mesma.

Em termos psicológicos, vamos ter um *conceito de identidade conflitante*, mas com uma evolução comum (mesma seiva).

Esse conceito de identidade conflitante vai apresentar o fenômeno de *duplo comando* que no nosso exemplo vai ser laranja (verdadeiro Eu) × limão (figura internalizada em bloco).

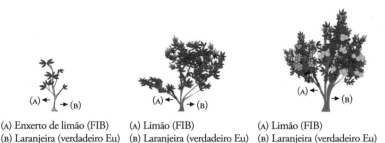

Mesma árvore – mesma seiva

(A) Enxerto de limão (FIB)   (A) Limão (FIB)   (A) Limão (FIB)
(B) Laranjeira (verdadeiro Eu) (B) Laranjeira (verdadeiro Eu) (B) Laranjeira (verdadeiro Eu)

Laranjeira – verdadeiro Eu
Limoeiro – enxerto (FIB)
Laranja (verdadeiro Eu) x Limão (FIB) = duplo comando

DIFERENCIAÇÃO DAS DIVISÕES INTERNAS
– Eu × FMI E Eu × FIB

Assim são formadas as divisões internas:

1. Na fase cenestésica do desenvolvimento (até 3 anos), o clima afetivo internalizado ficará impresso nos modelos psicológicos, sendo o fator responsável pela patologia estrutural do modelo em questão.

Por exemplo, o clima afetivo inibidor de abandono pode ficar impresso e vinculado ao modelo de ingeridor. Ou um clima afetivo inibidor de opressão internalizado pode ficar vinculado ao modelo de defecador. Nesses exemplos, cada vez que o modelo de ingeridor for mobilizado, a sensação de abandono é acionada. Ou, cada vez que o modelo de defecador for acionado, a sensação de opressão também é posta junto.

Na fase cenestésica do desenvolvimento, os climas afetivos (facilitadores ou inibidores) ficam vinculados aos modelos psicológicos que estão sendo estruturados.

2. Na fase intuitiva (3 a 7 anos) do desenvolvimento psicológico, o fenômeno principal é a internalização de traços psicológicos das pessoas que convivem com a criança (pais, avós, babás, professoras, parentes etc.). *Esses modelos internalizados ficam registrados no POD e fazem parte das figuras de mundo interno.*

3. Na fase dedutiva (após 7 anos e adolescência) do desenvolvimento psicológico, o fenômeno principal é a internalização de conceitos morais. *Esses conceitos morais adquiridos ficam registrados no POD e fazem parte das figuras de mundo interno.*

As figuras de mundo interno são os modelos internalizados e os conceitos morais adquiridos, e estão registradas no POD.

As divisões internas neuróticas, divisões internas compactuadas, divisões internas corporificadas e divisões internas esquizofrênicas têm a seguinte configuração: Eu Verdadeiro x Figuras de Mundo Interno (FMI).

As vivências ligadas ao verdadeiro Eu estão depositadas na segunda zona de exclusão e tamponadas pelas defesas intrapsíquicas, e as figuras de mundo interno (FMI) estão registradas no psiquismo organizado e diferenciado (POD).

O trabalho com as divisões internas na terapia tem como objetivo resgatar os conteúdos excluídos, do verdadeiro Eu, que estão na segunda zona de exclusão.

A internalização da FIB acontece num período de transição entre o final da fase cenestésica e o início da psicológica. Dessa maneira, a FIB não fica associada nem ao modelo psicológico do urinador nem às figuras de mundo interno. A divisão interna com a FIB faz parte da patologia psicológica e manifesta-se no POD como patologia do conceito de identidade.

Por exemplo, uma criança assimilou um forte traço de cobrança, oriundo da dinâmica da sua família. Esse traço veio de fora (dinâmica familiar), mas como foi internalizado antes do advento do ego é percebido como dela mesma (de dentro). Essa cobrança vai sofrer a ação do desenvolvimento psicológico desse indivíduo e vai ganhando forma e argumentação como se fosse uma parte dele próprio. Esse conteúdo vai sendo configurado como um "cobrador" interno e é atualizado com as experiências de vida desse indivíduo.

Vamos encontrar uma divisão interna do tipo:

Verdadeiro Eu (vontades e sentimentos do próprio indivíduo) × cobrador (sentido como uma autocobrança do próprio indivíduo).

Em nosso exemplo arbóreo, o verdadeiro Eu é a laranjeira e o cobrador é o enxerto de limão, e os argumentos e a evolução psicológica foram feitos pelo próprio indivíduo (mesma seiva que alimentou a árvore inteira).

Em outras palavras, temos uma divisão interna: verdadeiro Eu × FIB.

Na divisão interna do tipo Eu verdadeiro × figura de mundo interno (FMI), a principal diferença é que a FMI não se confunde com o Eu, o que facilita bastante sua identificação e sua origem. É uma patologia envolvendo um confronto entre a FMI registrada no POD e as vivências do Eu verdadeiro (material da fase psicológica) depositado na segunda zona de exclusão.

Na divisão interna do tipo Eu verdadeiro × figura internalizada em bloco (FIB) ocorre uma mistura entre a FIB e o verdadeiro Eu. Assim, temos um conflito e muitas vezes um confronto entre Eu (verdadeiro Eu) × EU (FIB que está registrada como sendo Eu), o que dificulta não só a identificação como a própria origem da FIB.

A divisão interna com a FIB gera um conceito de identidade permanentemente conflitante. Claro está que o cliente pode apresentar as duas configurações de divisão interna, na medida em que acontecem em fases distintas do desenvolvimento psicológico e são também formadas de forma diferente.

As divisões do tipo Eu × FMI estarão relacionadas com os quadros psicodinâmicos de ingeridor, defecador e urinador, apresentando características desses quadros, ao passo que a divisão do tipo Eu × FIB não tem nenhuma característica dos quadros psicológicos, podendo aparecer da mesma forma em qualquer um deles.

Quando o terapeuta detecta a presença de uma FIB, a abordagem terapêutica tem prioridade sobre os outros trabalhos, visto que na divisão interna com a FIB não temos claro quem é o Eu e quem é a FIB, pois ambos são vivenciados como parte do próprio Eu e gerando uma situação de *duplo comando*, que abordaremos mais à frente.

CONCEITO DO DUPLO COMANDO

A FIB assume o comando em relação ao Eu verdadeiro e, dessa forma, acaba por influenciar, dirigir e dominar as atitudes e os comportamentos da pessoa. Podemos dizer que, ao assumir o comando, a FIB determina o rumo da vida, submetendo e até mesmo anulando o verdadeiro Eu. Quanto mais anulado está o Eu, mais difícil é a identificação dessa divisão na psicoterapia. O duplo comando não se manifesta de forma evidente no discurso do cliente. Às vezes, só vamos conseguir identificar que o Eu do cliente estava maciçamente submetido pela FIB com o aprofundamento do processo psicoterápico. Nesses casos, o Eu está tão anulado que o comando parece único, o da FIB. O duplo comando se transformou em comando único.

Por exemplo, observamos várias formas desse tipo de divisão interna. Graficamente, podemos representar como: eu × FIB, Eu × FIB ou Eu × fib – e em todas as suas formas intermediárias possíveis.

Numa divisão mais equilibrada, a identificação se torna mais fácil nos primeiros estágios da psicoterapia porque o duplo comando fica mais evidente. A FIB funciona como um refrão que questiona as falas do Eu e se contrapõe a elas. O cliente sente que é, ao mesmo tempo, ele próprio e outra pessoa. A divergência entre o Eu e o Eu é uma constante. Ao observador externo (terapeuta), fica a sensação de estar diante de duas pessoas diferentes falando coisas conflitantes. Uma fala é imediatamente questionada e contraposta pela outra. O discurso desse cliente é caracterizado pela manifestação de duas posições divergentes e simultâneas, e ele mal se dá conta disso. Como consequência dessa divisão, o cliente tem a permanente sensação de estar perdido e de não estar inteiro. No aprofundamento da psicoterapia, com frequência surge uma FIB.

O que determina esse processo de assimilação por imitação ocorrer de forma maciça ou mais branda é o grau de intensidade com que esses traços aparecem na família de origem.

Por exemplo, uma família comandada por um patriarca muito cobrador, que impõe esse traço a todos, pode transformar esse "jeitão de ser" numa marca registrada dessa família. Ou uma mãe depressiva e pessimista, que lidera e influencia muito a família, pode fazer que esse clima depressivo e pessimista seja uma marca registrada dessa família.

Percebemos também que às vezes essa assimilação não ocorre de forma tão maciça. Nessa situação, há duas possibilidades: ou esses traços são assimilados como uma FIB de menor intensidade ou como uma FMI de forte intensidade e muita influência. No primeiro caso, o duplo comando é mais evidente; já no segundo caso, não vamos observar um duplo comando. O manejo psicoterápico da divisão interna é que vai esclarecer se estamos diante de uma divisão interna com FIB de pouca influência ou de uma divisão interna com FMI de grande influência.

Lembremos que os argumentos da figura de mundo interno são assimilados e incorporados juntamente com ela. Já os argumentos da figura internalizada em bloco são desenvolvidos pelo próprio indivíduo (mesma seiva).

CONCEITO DE IDENTIDADE CONFLITANTE

Como já vimos, o conceito de identidade é formado pelo somatório dos:

1. Modelos internalizados – são uma figura de mundo interno (FMI).
2. Conceitos morais adquiridos – são também uma FMI.
3. Fixação das vivências do próprio indivíduo – Verdadeiro Eu.

4. Conceitos morais elaborados pelo próprio indivíduo – Verdadeiro EU.

Normalmente, nas divisões internas neuróticas (Eu × FMI), a figura de mundo interno está no POD e a parte do verdadeiro Eu, que se contrapõe à figura, está depositada na segunda zona de exclusão. Na divisão com a FIB, tanto o verdadeiro Eu como a figura internalizada em bloco estão no POD, contrapondo-se mutuamente, tornando o conceito de identidade um *conceito de identidade conflitante*. Essa contraposição ocorre entre o conceito de identidade do indivíduo e conceito de identidade da figura (FIB).

Portanto, esse cliente estará sempre em conflito entre o que é o seu próprio conceito de identidade e o que é o conceito de identidade da FIB.

Esse conceito de identidade conflitante passa a ser uma vivência constante que acaba por desorganizar a parte cognitiva do Eu do indivíduo.

Sabemos que o conceito de identidade funciona como um padrão de referência, um chão psicológico que norteia a vida da pessoa, e é um fator responsável pela sensação de segurança psicológica. Com o conceito de identidade conflitante, esse cliente perde seu "chão psicológico", o que acarreta um padrão de funcionamento de insegurança, imprevisibilidade e instabilidade. As principais características dessa divisão interna são a *desorganização do conceito de identidade e o duplo comando*.

O RECONHECIMENTO NO SETTING TERAPÊUTICO

Estabelecemos dois parâmetros para o reconhecimento dessa divisão no *setting* terapêutico: a evidência teórica e a sensação ou reação do terapeuta.

Em relação ao aspecto teórico, o terapeuta precisa observar:

1. Conceito de identidade conflitante.
2. Presença de duplo comando.
3. Proposta de relação complementar interna patológica.

Em relação às reações e sensações do terapeuta, vemos:

1. Sensação de estar diante de duas pessoas em conflito. Uma apresenta uma fala e a outra questiona ou "desfala" o falado sobre o mesmo tema.
2. Reação de sentir-se confuso e perdido. O terapeuta tende a querer clarear a confusão, o que desencadeia de novo o mesmo tipo de discurso como resposta.

Observamos que essa situação muitas vezes direciona o terapeuta a fazer aliança terapêutica com a FIB. Esse fenômeno acontece com frequência principalmente na fase inicial da terapia. O Eu, mesmo muito submetido, tende a se manifestar em *flashes* para, em seguida, se esconder e se calar.

Outro fato significativo a ser lembrado é que muitas vezes a FIB está presente, mas não está no comando. Começa a se manifestar quando percebe que está perdendo a influência sobre o Eu. A forma encontrada para isso é brigar, acusar ou provocar o terapeuta.

Se o terapeuta não percebe que seu interlocutor mudou, e agora é a FIB que assumiu o comando e não mais o verdadeiro Eu, acaba reagindo de várias formas: entra em confronto com a FIB e se instala uma competição no comando da relação ou fica acuado e intimidado pela FIB, ou, ainda, fica tentando tratar a FIB, o que, além de não dar certo, faz que o verdadeiro Eu se enfraqueça ainda mais.

O terapeuta fica de fato surpreso e desconcertado quando a FIB se manifesta diretamente na relação com ele. Algo mudou na relação com o cliente e o terapeuta perde o rumo da terapia. A identificação dessa divisão interna é fundamental para estabelecer e sustentar a aliança terapêutica com o verdadeiro Eu.

Lembrem que a FIB se manifesta quando começa a perder a influência sobre o Eu, rebelando-se contra o terapeuta e a terapia.

CONCEITO PSICODINÂMICO DO BORDERLINE

Apresentamos aqui somente o conceito psicodinâmico da divisão interna com FIB presente nos casos de *borderline*.

Observamos, no trabalho terapêutico, que a maioria dos pacientes diagnosticados como *borderline* pela psiquiatria clínica apresentam essa forma de composição psíquica. Por outro lado, também observamos que nem todos os pacientes com essa divisão (FIB) são de estrutura *borderline*.

Os quadros psicodinâmicos neuróticos e esquizoides, por exemplo, podem apresentar, além da divisão interna clássica Eu × FMI, também a divisão Eu × FIB.

Lembro-me agora de um paciente de estrutura esquizoide, portanto com uma cisão do tipo Eu operativo × Eu observador, que apresentava, também, na parte cindida do Eu operativo, uma divisão com FIB, além das divisões internas neuróticas. Lembro-me, também, de outro paciente, de estrutura neurótica de defecador, que apresentava essa divisão com FIB manifestando defesas obsessivas e compulsivas. A psiquiatria clínica lança mão do conceito de comorbidade para explicar esse tipo de psicodinâmica.

A grande dificuldade que o terapeuta encontra é identificar quem é o paciente (Eu verdadeiro) e quem é a FIB. O discurso é sempre contraditório porque ora fala o Eu e ora fala a FIB.

A diferenciação entre qual é o discurso do verdadeiro Eu e qual é o discurso da FIB é possível por meio da decodificação da proposta de relação complementar interna patológica.

Por exemplo, um paciente que apresente em seu discurso temas e configurações tanto de urinador como de ingeridor, mas com uma proposta de relação complementar interna patológica de ingeridor é um paciente ingeridor. Os traços de urinador presentes no discurso são da própria FIB.

Outro problema que dificulta o diagnóstico é a mistura que acontece no tocante às defesas intrapsíquicas. No processo de aprendizagem por imitação do "jeitão familiar", a criança assimila e registra, além da psicopatologia básica (clima + modelo + conceito), os padrões de defesa da figura preponderante ou da família como um todo.

Por exemplo, o paciente acima descrito pode manifestar defesas intrapsíquicas de ingeridor (da sua verdadeira patologia) e defesas intrapsíquicas de urinador (da patologia da FIB).

Assim, os pacientes que tenham uma ou mais figuras internalizadas em bloco (FIBs) no seu conceito de identidade conflitante vão apresentar uma profusão de defesas intrapsíquicas (as da sua própria patologia e as das patologias das FIBs), além de um tipo de discurso no qual se mesclam características e formas da sua patologia e das patologias das FIBs. Uma verdadeira salada conflitante de discursos e de defesas.

Cecília Attux, em sua monografia *Personalidade borderline na psiquiatria, na psicanálise e na análise psicodramática*, ao analisar os critérios para diagnóstico desse quadro na referência da psiquiatria, conta-nos que: "O diagnóstico do Borderline pelo DSM-IV exige cinco dos nove critérios descritos, o que gera 151 combinações possíveis, ou seja, 151 apresentações diferentes para a mesma doença".

Ao analisar os critérios para diagnóstico com base no referencial psicanalítico de Kernberg, Cecília também nos esclarece que o autor engloba nos transtornos *borderline* vários outros transtornos de personalidade, como narcisista, antissocial, esquizoide, além das estruturas de personalidade paranoides, hipomaníacas e ciclotímicas. E, ainda, apresenta os sintomas descritivos do que denomina neurose polissintomática, tais como: fobias múltiplas, sintomas múltiplos de conversão, reações dissociativas, tendências paranoides e hipocondríacas, ansiedade crônica difusa e equiflutuante, neurose de impulso e adições. Sensação crônica de vazio, impulsividade, comportamento suicida recorrente, automutilação e transtornos alimentares como a bulimia.

Não é, mesmo, um tratado de psiquiatria?

Mas, de fato, o *borderline* apresenta funcionamento polissintomático. Afinal, no entendimento da análise psicodramática, a psicodinâmica dessa divisão interna Eu × FIB é composta de: [patologia + defesas + sintomas do Eu] + [patologia + defesas + sintomas de uma ou mais FIBs].

Veja como são mesmo inúmeras as combinações possíveis. Por exemplo, um paciente hipotético pode manifestar um quadro obsessivo compulsivo como defesa intrapsíquica de uma FIB, uma defesa paranoide ligada a outra FIB e, ainda, sintomas de bulimia como defesa de distúrbio funcional e sintomas conversivos como defesa do próprio Eu.

DESMONTE DO DUPLO COMANDO

O desmonte do duplo comando acontece de forma gradativa. A FIB vai sendo afastada devagar para que o paciente tenha tempo de criar ou fortalecer suas próprias referências com foco na vontade, no bom-senso e em sua história de vida.

Entre o EU e a FIB existe um espaço compartilhado de referências misturadas e indiferenciadas. Esse espaço é composto de um conjunto de crenças construídas pela própria experiência da pessoa e um conjunto de crenças absorvidas que também foram construídas pelo próprio indivíduo, mas com a referência da FIB. À medida que a FIB vai sendo desobedecida e afastada, surge um vazio, que entendemos como um vazio de referências.

As abordagens de fundamentação psicanalítica descrevem essa sensação como vazio crônico de desespero e solidão. A sensação de solidão é intensa, mesmo porque esse paciente passou a vida acompanhado pela FIB. Não que tenha sido uma boa companhia, mas estava acompanhado.

Entendemos, na análise psicodramática, que esse vazio se manifesta como:

1. Vazio mental: De falta de referência interna. O cliente não sabe como se comportar, como pensar, como proceder, quando sai do previsto (comando da FIB). Isso

explica a instabilidade, a imprevisibilidade e a desorganização desse paciente ao perder seu "chão psicológico", seu padrão de referência na vida.

2. Sensação de falta: Com manifestação de desespero, ansiedade, depressão. Essa sensação é semelhante à que ocorre diante do desmonte do vínculo compensatório. O fenômeno é o mesmo, só que nesse caso o paciente está vivendo o desmonte do vínculo compensatório com a FIB.

Muitas vezes, o afastamento da FIB, ainda que gradativo, pode desencadear crises de pânico. Victor Dias define pânico

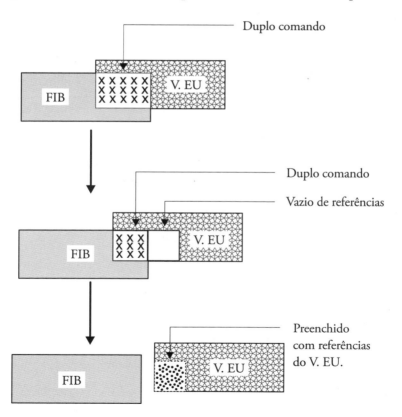

exatamente como colapso dos padrões de referência. Um desmonte brusco da FIB em função de algum fator desencadeador interno – como um sonho, por exemplo – pode mobilizar os mecanismos de defesa do psiquismo, especialmente defesas dissociativas e de somatização.

PSICOTERAPIA E MEDICAÇÃO

O manejo psicoterápico para tratar a divisão interna já foi descrito por Victor Dias no Capítulo 7 do livro *Psicopatologia e psicodinâmica na análise psicodramática*, volume I.
Apresento, aqui, um resumo para o desmonte da FIB:

1. Esclarecer a divisão interna Eu verdadeiro × FIB.
2. Explicar o conceito de identidade conflitante.
3. Discriminar a influência da FIB.
4. Desdobrar a divisão interna.
5. Nomear a FIB conforme suas características, tais como: terrorista, envenenador, cobrador, brochador, conselheiro etc.
6. Observar o comando dado pela FIB, desobedecendo-lhe, e substituí-lo pelo verdadeiro Eu.

Nesse caso, não adianta o terapeuta propor o enfrentamento da FMI como se faz nas divisões neuróticas. A proposta é desobedecer à FIB para criar referências próprias.

Trabalhar a divisão interna Eu × terrorista, Eu × envenenador etc. com as técnicas do espelho desdobrado e cenas de descarga.

MEDICAÇÃO – A medicação de escolha para auxiliar no manejo dessa divisão são os neurolépticos, em virtude da desorganização cognitiva decorrente do conceito de identidade conflitante. Na fase do desmonte dessa divisão interna, além de neurolépticos, é indicado associar tranquilizantes quando o paciente apresenta sintomas de pânico. O afastamento da FIB desencadeia um vazio de referências que leva a uma perda de confiança em si mesmo. O paciente não encontra em seu mundo interno referências confiáveis. Nessa situação, o tranquilizante age como uma "função de segurança".

Quando os sintomas de pânico tornam-se muito intensos a ponto de impedir o paciente de realizar suas funções habituais, é indicada a administração de antidepressivos, em doses baixas, junto com os tranquilizantes, para abrandar sem eliminar totalmente os sintomas.

A remissão total dos sintomas, produzida por doses altas de antidepressivos, impede o acesso ao conflito causador dos sintomas e bloqueia o processo de psicoterapia.

Referências bibliográficas

ATTUX, C. *Personalidade borderline na psiquiatria, na psicanálise e na análise psicodramática*. Monografia apresentada na Escola Paulista de Psicodrama, São Paulo, 2007.

CARVALHO, H. F.; RECCO-PIMENTEL, S. M. *A célula*. Barueri: Manole, 2007.

DIAS, V. R. C. da S. *Psicodrama*: teoria e prática. São Paulo: Ágora, 1987.

_____. *Análise psicodramática*. São Paulo: Ágora, 1994.

_____. *Sonhos e psicodrama interno na análise psicodramática*. São Paulo: Ágora, 1996.

_____. *Vínculo conjugal na análise psicodramática*. São Paulo: Ágora, 2000.

_____. *Sonhos e símbolos*. São Paulo: Ágora, 2002.

_____. *Psicopatologia e psicodinâmica na análise psicodramática*. São Paulo: Ágora, 2006. v. I.

_____. *Sonhos e símbolos na análise psicodramática*. 2. ed. rev. São Paulo: Ágora, 2014.

DIAS, V. R. C. S.; SILVA, V. A. *Psicopatologia e psicodinâmica na análise psicodramática*. São Paulo: Ágora, 2008. v. II.

DIAS, V. R. C. S. e cols. *Psicopatologia e psicodinâmica na análise psicodramática*. São Paulo: Ágora, 2010. v. III.

DIAS, V. R. C. S. e cols. *Psicopatologia e psicodinâmica na análise psicodramática*. São Paulo: Ágora, 2012. v. IV.

DOIDGE, N. *O cérebro que se transforma*. Rio de Janeiro: Record, 2011.

FLEURY, H. J. et al. *Psicodrama e neurociência*. São Paulo: Ágora, 2008.

GABBARD, Glen O. *Psiquiatria psicodinâmica*. Porto Alegre: Artmed, 1998.

KAKU, M. *A física do futuro*. Rio de Janeiro: Rocco, 2012.

KAPLAN, H. I.; Sadock, B. J. *Tratado de psiquiatría*. Buenos Aires: Paidós, 1956.

KERNBERG, Otto F. et al. *Psicoterapia psicodinâmica de pacientes borderline*. Porto Alegre: Artes Médicas, 1991.

KOSSLYN, S. M.; MILLER, G. W. *Top brain, bottom brain*. Nova York: Simon & Schuster, 2013.

LENT, R. *Cem bilhões de neurônios*. São Paulo: Atheneu, 2005.

NICOLELIS, M. *Muito além do nosso eu*. São Paulo: Companhia das Letras, 2011.

SATINOVER, J. *O cérebro quântico*. São Paulo: Aleph, 2007.

TYSON, N. deGrasse. *Origens*. São Paulo: Planeta, 2015.

Os autores

VICTOR ROBERTO CIACCO DA SILVA DIAS formou-se em Medicina pela Faculdade de Medicina da Universidade de São Paulo (FMUSP) e em Psicodrama pela Associação Brasileira de Psicodrama e Sociodrama (ABPS), em São Paulo. Fundou e coordena a Escola Paulista de Psicodrama (EPP). É o criador da Análise Psicodramática e da Teoria da Programação Cenestésica. Tem os seguintes livros publicados pela editora Ágora: *Psicodrama – Teoria e prática; Análise psicodramática e teoria da programação cenestésica; Sonhos e psicodrama interno na análise psicodramática; Vínculo conjugal na análise psicodramática – Diagnóstico estrutural dos casamentos; Sonhos e símbolos na análise psicodramática – Glossário de símbolos; Psicopatologia e psicodinâmica na análise psicodramática* (volumes I a IV). Exerce função didática e de coordenação na Escola Paulista de Psicodrama (EPP) e trabalha em consultório como terapeuta.

VIRGÍNIA DE ARAUJO SILVA é formada em Psicologia pela Universidade Estadual de Londrina e em Psicodrama pelo Instituto Sedes Sapientiae de São Paulo. Tem especialização em Análise Psicodramática pela Escola Paulista de Psicodrama (EPP). É supervisora didata pela Federação Brasileira de Psicodrama (Febrap) e coautora dos livros Psicopatologia e psicodinâmica na análise psicodramática (v. II e III), editados pela Ágora. Exerce função didática na Escola Paulista de Psicodrama (EPP) e trabalha como psicoterapeuta em consultório.